别来折磨我，糖尿病足

主编　王爱萍

副主编　余洋　王炜

编者　王爱萍　余洋　王炜　陈金安　王伟

插画　涂诗婷　壮珂

吴芳卉　蒋淼　孙金姗　董磊磊

U0294868

人民卫生出版社

图书在版编目（CIP）数据

别来折磨我，糖尿病足 / 王爱萍主编. —北京：
人民卫生出版社，2019

　ISBN 978-7-117-27899-7

　Ⅰ.①别… Ⅱ.①王… Ⅲ.①糖尿病足－防治－普及
读物　Ⅳ.①R587.2-49

中国版本图书馆 CIP 数据核字（2019）第 005579 号

人卫智网　**www.ipmph.com**	医学教育、学术、考试、健康，	
	购书智慧智能综合服务平台	
人卫官网　**www.pmph.com**	人卫官方资讯发布平台	

别来折磨我，糖尿病足

主　　编：王爱萍
出版发行：人民卫生出版社（中继线 010-59780011）
地　　址：北京市朝阳区潘家园南里 19 号
邮　　编：100021
E - mail：pmph @ pmph.com
购书热线：010-59787592　010-59787584　010-65264830
印　　刷：北京盛通印刷股份有限公司
经　　销：新华书店
开　　本：889×1194　1/32　印张：6
字　　数：93 千字
版　　次：2019 年 2 月第 1 版　2019 年 2 月第 1 版第 1 次印刷
标准书号：ISBN 978-7-117-27899-7
定　　价：39.00 元

⟩⟩ 序

　　不知从何时开始，糖尿病已经成了家喻户晓的慢性病，甚至在大家还搞不清糖尿病发病原因的时候，它已经"肆虐"中国的城乡了。11.6% 的成人患病率和庞大的糖尿病后备大军，给我们的卫生保健和医疗防护工作提出了极其严峻的挑战。

　　在面对糖尿病的并发症时，有些患者谨慎而焦虑，有些患者放任而自信，有些患者不见问题不治疗，不疼不痒则不管……糖尿病患者对于糖尿病及其并发症的了解知之甚少，这种知识普及的落后性严重威胁着人们的健康、幸福和寿命。而糖尿病足作为糖尿病最为常见的并发症之一，越来越被糖尿病患者所熟知。当糖友们谈论起这种并发症的时候甚至是到了谈病足色变的程度，因为他们听说了太多有关病足截肢的案例。

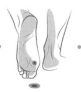

　　不少糖友在患了糖尿病足后，除了迫切求医外，还想了解如何防护的一些常识，以便更充分地掌握自己病情的进展，做到心中有数。他们会从各种渠道获取信息，包括购买书籍阅读学习，但目前可获得的专门针对糖尿病足的预防、治疗、护理等相关内容的图书很少。因此，很难得到系统、全面且可操作性较强的糖尿病足指导。

　　本书的出版则解决了众多糖尿病足患者和高危人群的燃眉之急。主编王爱萍教授在2006年就带领她的团队开始做糖尿病足的诊疗工作。临床医生们都了解糖尿病足的治疗复杂，耗时耗力，难度是比较大的。然而十余年过去，这一支顽强的团队已拥有多种独特、有效的足病治疗新技术，如"生物（医用蛆虫）清创技术""创面外科清创技术""下肢血管介入技术""皮肤移植技术"，以及"足底压力矫正系统"等，至今也在全国糖尿病患者中建立良好的口碑、品牌和信任度。但是他们谦逊地认为自己"仍然在路上"。前来求助的糖尿病足患者越来越多，工作也越来越繁重，他们非但没有懈怠，而是将工作更加提前了一步，为患者治疗的同时大力推广糖尿病足知识。他们开展讲座，借助多方渠道大力普及糖尿病足的预防和治疗常识，让患者能更加配合治疗，同时也使更多的尚未患糖尿病足的患者及早了解相关知识并加以预防。

糖尿病足的预防、治疗效果对患者本身自我管理能力要求较高，而大多数患者的自我管理出现问题并不是他们没有能力，而是由于他们自身对糖尿病足的认识不够。为了及时解除患者的困惑，纠正他们在足病预防、护理方面的错误做法，本书的编者结合临床治疗中常见的问题作了整理总结，编写成此书，以供患者及其家属阅读参考。

在此希望通过这本书，能帮助糖尿病足患者以及高危人群正确预防糖尿病足的发生、复发，减少其他合并症，提高生活质量，缓解千百万个家庭的痛苦，让更多的糖尿病患者摆脱糖尿病足的干扰，这也正是我们身为医者一直努力的方向。

李文慧教授

北京协和医院

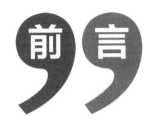

前言

　　伴随着医学技术的发展，糖尿病足治疗的技术手段越来越多，各种诊疗指南也越来越规范。但现实仍然是，全球每 30 秒就有一人因糖尿病足而截肢，在中国，我们有逾 1 亿的糖尿病患者，其中 500 万人正面临并发糖尿病足的窘境！究竟是为什么呢？

　　"糖尿病足究竟是什么？""脚上的溃疡跟糖尿病是什么关系？""为什么当初只是一个小伤口，最终却要恶化至需要截肢甚至因此失去生命？"这几乎是每一位被截肢后的糖尿病患者都有的疑问。

　　患者对足病的认识往往存在"三不够"，认识不够、重视不够、预防不够。当胼胝、脚气、足畸形等各种病变突破底线时，足溃疡、感染、下肢缺血，以及伴随的心力衰竭、肾衰竭、休克、毒血症等随之而来，截肢甚至更严重的后果会成为糖尿病患者无法承受之痛！

为了提高广大糖尿病患者对足病知识的认识，并普及足病的预防技巧，我们现将相关晦涩难懂的医学知识用通俗易懂的语言表达出来，整理成此书。"预防重于治疗"，这本书能教会糖尿病患者识别足病的蛛丝马迹，防患于未然，做自己的家庭医生。

　　常听人说"世界那么大，好想出去看看"，然而当鼓足了勇气来一场说走就走的旅行时，却因为糖尿病足牵绊住了自己的脚步……所以，别等它影响到你的生活时，才追悔莫及。糖尿病病友们，从现在起，请对足部的小病、小痛、小伤口多点关心，泡脚、剪趾甲多点讲究，自检、自查多点耐心。总之，重视预防、学点防护技巧，这本书告诉你，怎么做才是正确的。

王爱萍

2018.07

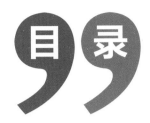

目录

第 *1* 章
赶走糖尿病足，先从认识它开始

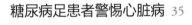

第2章

注意，这些情况潜藏糖尿病足的危险

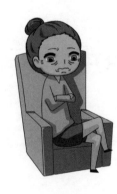

第3章

别让糖尿病足牵绊住你的生活

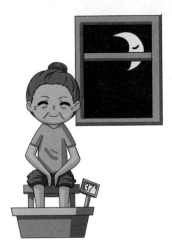

第 *4* 章

足部诊疗护理，给脚多一点关爱

第 *5* 章

当你的鞋配不上你的糖尿病足时

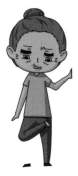

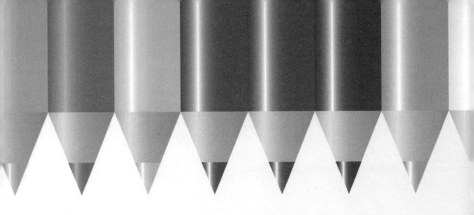

第 *1* 章

赶走糖尿病足，
先从认识它开始

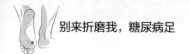

初识糖尿病足

近年来，随着糖尿病患病人数的不断增长，作为糖尿病严重并发症之一的糖尿病足患病人数也呈逐年上升的趋势。据数据统计，中国有超过1亿的糖尿病患者，其中有1300万～1400万人患糖尿病足风险较高，500万人正罹患或轻或重的糖尿病足！更有50万人因糖尿病足不得不踝关节以上大截肢成为残疾人，还有一些人因糖尿病足甚至有失去生命的风险！这些数据看起来是不是就很可怕？

截肢率高，多因不重视

糖尿病足是由于糖尿病、外伤、感染等综合因素引起的足部疼痛、皮肤深溃疡、肢端坏疽等病变的总称，它与下肢远端神经异常和周围血管病变相关。一旦患上糖尿病足，患者的肢体活动将受到严重影响，生活质量随之下降，严重的甚至面临截肢。

然而，纵观许多糖尿病足患者被截肢或截趾的案例，我们发现案例中的患者普遍缺乏足部保护意识。足部刚开始出现轻微破损时，他们通常不会予以重视；再严重点的，为了防止伤口感染吃点消炎药；有些患者久伤不愈，也大多认为输几天液加上局部换换药，回家休养即可恢复。但不曾想，伤口感染不但不见好转，甚至逐渐加重，有的患者后来只能无奈截掉脚趾甚至下肢。

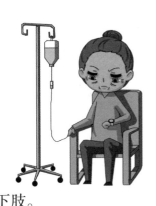

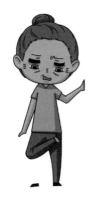

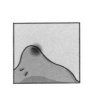

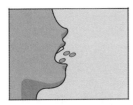

仅仅吃消炎药 ✗

其实这些患者大多是因为不了解、不重视糖尿病足，才会这样轻率对待足部的小伤口，所以认识和了解糖尿病足就显得非常必要，要知道它的演变过程，防护工作才能做得有的放矢。

溃疡有分型，涨知识需趁早

糖尿病足溃疡可分为神经性溃疡、缺血性溃疡以及神经缺血性溃疡。为了更利于我们认识和区别

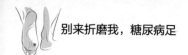
这三种类型的溃疡，我们从血管、足部皮肤等方面总结了这三种溃疡的特征表现，并依据糖尿病足的严重程度将其分为 0～5 级。

糖尿病足溃疡类型和特征表现

糖尿病足溃疡类型	特征表现
神经性溃疡	• 下肢血液循环良好,无血管堵塞 • 足背动脉搏动良好,但不能很好地感知痛觉 • 足部皮肤温暖、干燥,皮肤颜色正常
缺血性溃疡	• 足背动脉搏动减弱 • 足部皮肤呈暗紫或者苍白 • 溃疡基底肉芽组织颜色灰暗,会感到足部有剧烈的疼痛
神经缺血性溃疡	• 有明显的周围神经病变和周围血管病变 • 足背动脉搏动消失 • 足部凉且有静息痛(疼痛常在夜间卧床时加重,行走一段后可减轻),足部边缘有溃疡或坏疽

糖尿病足按照严重程度分为 0~5 级

级别	典型表现	阶段要求
0	未出现足部溃疡，但存在危险因素（曾患过足部溃疡，足底有老茧，患有脚气、扁平足、踇外翻，表皮有裂口等）	这一阶段是众多糖尿病患者预防糖尿病足的重点阶段
1	一般是指足部已出现溃疡，但是尚未发展到足部深层组织	这一阶段大多数是由鸡眼、水泡、冻伤、烫伤、外部擦伤等引发，应重点解决溃疡原因
2	已经出现足部深度感染，并出现流脓、肌肉组织受损，但肌腱韧带较为完好	这个时候患者要积极配合医生治疗，以控制病情扩散
3	足部被深度感染，伴有骨组织病变，以及脓肿现象	这个时候患者也要积极配合医生治疗，以控制病情扩散
4	足趾或足背有局部坏疽	这个时候患者同样要积极配合医生治疗，以控制病情扩散
5	足部大面积或全足坏疽，足部发黑	最严重足部病变，需寻求手术治疗

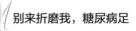

在日常生活中，很多糖尿病足的发生是因为糖尿病患者足部保护性感觉下降所引起的，再加上机体免疫力下降、下肢供血量不足等原因，足部一旦破损就出现不愈合、感染，甚至严重溃烂的情况。如果治疗不及时、不科学，会导致截肢甚至死亡，所以早期发现糖尿病足的蛛丝马迹至关重要。

有这些症状，警惕是糖足

当下肢出现麻木、蚂蚁爬行感、疼痛感等症状，糖尿病患者这时一定要让自己处于高度警惕状态。通常情况下疼痛程度较轻的尚可以忍受，若疼痛较为剧烈甚至影响日常工作和睡眠质量的，切不可大意，一定要及时到医院确诊是否有患糖尿病足的风险。

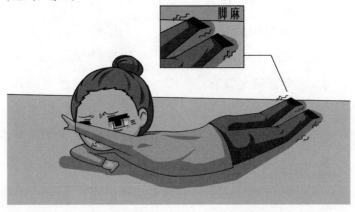

脚麻

还有一部分症状较为特殊，因为神经病变导致糖尿病患者下肢的痛觉、触觉、温度觉几乎消失，正是这种感觉迟钝或无感觉，使得他们不能及时发现足部发生了破溃。

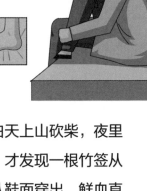

例如有一位山民，白天上山砍柴，夜里上床睡觉时，脱鞋困难，才发现一根竹签从鞋底穿透过他的脚，又从鞋面穿出，鲜血直流，而他自己竟毫无疼痛感觉。

当然，如果下肢有疼痛，同时有发凉感、皮肤变暗红或紫色，要高度怀疑下肢血管出现了问题。糖尿病患者，尤其是老年或长期吸烟的人群，更应该注意，若出现这些症状应立即去医院检查。

除定期就医外，患者应经常自查是否有糖尿病足的早期表现。相关检查如下：

● 动脉血管检查

该项是检查有无糖尿病足症状的重要依据。用手指轻触脚背靠近脚踝处皮肤，寻找有无足背动脉搏动；同时感受搏动的强弱，可与正常人足背部动脉搏动情况进行比较。如摸不到搏动或搏动很细弱，表示足背动脉供血不足，这种情况常提示在足背动脉上端有动脉血管狭窄或梗阻，糖尿病足随时都有可能发生。

- 疼痛觉检查

用大头针钝的一端轻轻触碰脚部皮肤，看是否有感觉，如感觉差表示疼痛觉消失或者减退。千万注意，检查时不能刺破皮肤。

- 触觉检查

将棉花捻成尖端状，轻轻划过脚底皮肤，看自己是否可以感觉到，如果没有感觉则表示轻触觉消失或减退。

- 温度觉检查

用盛冷水（5~10℃）的玻璃试管轻轻触碰脚部皮肤，检查脚部皮肤是否感觉到凉；用37~37.5℃（用温度计测量）的温水浸泡双脚，是否感觉到温热，如果没有感觉，表示双脚已有明显的温度感觉减退或缺失。

避免截肢，预防是关键

提醒大家，糖尿病病史达到 5 年以上的患者，在保持血糖稳定的同时，应时时自我检查足部有无异常，警惕糖尿病足并发症的发生。

糖尿病年长患者：许多老年糖尿病患者因为视力及四肢灵活度呈下降趋势，而且糖尿病足患者一般由于足部感觉功能下降，导致他们很难在第一时间检查到足部异常。这样的患者一定要请家人代为检查。

糖尿病年轻患者：随着糖尿病群体逐渐年轻化，很多青壮年人群成了其中一分子。由于这类患者工作、生活压力较大，在饮食控制、按时用药、血糖监测等方面甚至没有老年患者做得好，这样导致的后果往往更严重。所以，这些年轻的糖尿病患者应该养成自律性，严格制定自查时间。

糖尿病患者日常预防糖尿病足的发生应做到以下几点：

1 已经出现下肢血管狭窄或闭塞的患者，再次出现的可能性较大。建议每 3 个月到医院检查一次下肢血管情况。

2 做好自我保护工作，避免足部出现伤口。若原已有溃疡并且溃疡处于行走高压区的患者，应根据实际情况定制保护鞋具（第5章会讲到怎样定制适合自己的鞋具），并尽可能减少行走。

3 控制好基础疾病，除了稳定血糖，高血脂、高血压也是预防的重点。

4 每天睡觉前仔细检查足部，以免因为痛觉的减退而不能及时发现伤口和异常情况，出现问题应及时到医院就诊。

5 日常生活中一定要穿合适的鞋袜，认真做好足部护理。

糖尿病足高危人群是否有你

糖尿病是慢性代谢性疾病，由于目前还没有治愈的方法，因此一旦患上该病几乎就要伴随终生。随着病程时间的不断延长，各种并发症就会慢慢找上门来，糖尿病足就是其中一种。

糖尿病足的预防高于治疗，尤其是高发人群，更加应该在生活中做好预防工作。这里给大家介绍几类糖尿病足高发人群，如果你也在其中，就要提高预防意识了。

1. 病程超过 10 年，长期血糖控制不良的患者

如果糖尿病患者病程超过 10 年，又长期控制不好血糖，或是合并高血压、高血脂和肥胖的中老年人，一旦感觉到下肢麻木、刺痛、脚底有踩棉花感，以及出现足部发凉、皮肤发暗、色素沉着、下肢行走间歇性疼痛、夜间疼痛等症状，就要想到自己是否患上了糖尿病足。

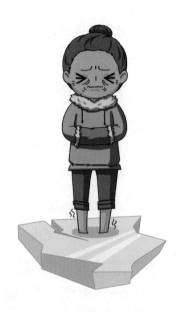

2. 合并糖尿病周围血管病变患者

糖尿病周围血管病变可引起严重的下肢血管狭窄，使足部的供血、供氧量相对减少。这类患者的足部一旦出现伤口，往往难以愈合，从而发展成糖尿病足。

与单纯神经病变所致糖尿病足患者相比，糖尿病足合并周围血管病变患者伤口的愈合可能会更慢，且出现心血管并发症的概率要更高。原因是组织的修复需要血液提供营养及其有关的各种成分，而下肢血管狭窄导致的缺血使已有的溃疡难以恢复，并且在下肢血管病变基础上更容易发生足部的感染，抗生素治疗的效果往往较差，且感染容易复发。

3. 合并糖尿病肾病或糖尿病视网膜病变的患者

糖尿病肾病会严重影响肾功能，从而导致患者体内大量有毒物质无法及时排出，损害人体血管，尤其是下肢血管。

糖尿病视网膜病变会使糖尿病患者的视力严重下降。这类患者在走路时，很容易因为视线模糊而导致双脚受伤。

4. 吸烟的糖尿病患者

长期吸烟的糖尿病患者是较容易发生足部病变的。

烟叶不完全燃烧会产生有毒、有害的物质，这些物质对人体健康影响很大。

烟草含有的"去甲烟碱"会使血管收缩、痉挛，血供减少，组织缺血、缺氧；吸烟产生的一氧化碳与血红蛋白结合，会形成碳氧血红蛋白，影响红细胞的携氧能力，同样造成组织缺血、缺氧，此外还会使血液黏稠度增加；吸烟还可能诱发血浆纤维蛋白原水平升高，使血液容易凝固，形成血栓。

足溃疡的愈合需要足够的氧和营养物质，而烟草中的这些成分会使得血液循环不好，从而为溃疡

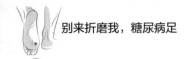

的愈合"雪上加霜"，同时还会加重心血管疾病、神经疾病。

据调查显示，吸烟的糖尿病患者患糖尿病足的概率比不吸烟的糖尿病患者高 15 倍。

5. 足部有鸡眼或老茧的患者

鸡眼或老茧在没有影响生活或工作时，患者一般不会选择就医，除非鸡眼或老茧部位非常疼痛或有感染时才会想到接受治疗。

这一类患者，即使伤口和溃疡面已经完全愈合，其患糖尿病足的概率仍可在 80% 以上。

在此提醒糖尿病患者和下肢血供差的人群，尤其不得轻视鸡眼和老茧的治疗，因为临床上经常会遇到因鸡眼和老茧引起跚囊炎等疾病时未重视，从而引发糖尿病足的患者。

6. 存在足部畸形的患者

糖尿病患者足部畸形主要表现为高弓足、爪状趾、锤状趾、扁平足等，此类患者容易因鞋袜穿着不当等造成足部损伤。因此适当的鞋袜选择非常重要，足部畸形情况严重的患者应及时接受治疗。

7. 有足溃疡病史者

对于曾经有过足溃疡史或截肢史的患者，更要注意防止足溃疡复发。预防的关键在于找出并摒弃导致足溃疡发生的因素。同时足溃疡的预防还需要糖尿病患者有较强的依从性、自律性以及自我检查和保护的能力。

8. 老年人或不能观察自己足部的患者，尤其是独居生活者

随着年龄和病程的不断增加，随之而来的眼部并发症、行动不便等都会让老年糖尿病患者患糖尿病足的概率越来越高，尤其是独居生活的老人。这类患者平时无法及时观察到自己足部的情况，如果因为神经病变导致足部痛觉丧失，则很难在第一时间察觉到伤口的存在。因此建议独居老人学会时常用镜子检查脚底。

9. 糖尿病足知识缺乏者

糖尿病足知识的匮乏将会让患者付出很高的代价：糖尿病足还不是很严重阶段，要么置之不理，要么为防止恶化过早地行截肢处理；或是什么都不敢吃导致营养缺乏，组织创面修复慢；或是自己道听途说找偏方，不找医生，以为碰上了专家，结果往往是误诊误治，错过了最佳治疗时机。

《中国 2 型糖尿病防治指南》中指出，每位糖尿病患者一旦确诊即应接受糖尿病教育。目前，包括三级医院、二级医院、社区医疗服务中心在内的

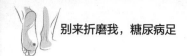
医疗机构，都已陆续开展糖尿病教育的相关课程，糖尿病患者应积极前往学习相关知识，以便更好地控制病情，远离包括足病在内的各种并发症。

 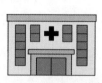 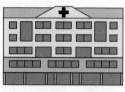

社区医院＜二级医院＜三级医院

预防　　　　预防＋处理简单创面　　预防＋处理简单/严重创面

糖尿病足只是治脚吗

"我不就是脚烂了吗？你们给我治脚就好了，怎么那么多乱七八糟的治疗！你们是不是骗我！"这样的质问，经常会在糖尿病足科室的病房里听到。

因为糖尿病足患者大多为中老年人，合并其他系统疾病是常有的事。双下肢动脉硬化闭塞症就是较为常见的一种，若患者病情需要，医生一般会建议患者接受介入治疗，也就是大家常说的"通血管"，但往往会因为费用较高而让很多患者产生质疑。他们认为足部伤口只需要换药清创就可以了，

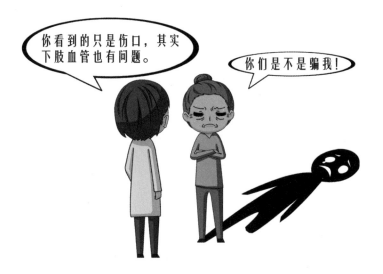

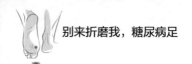

若是情况严重完全可以截肢"一了百了"，复杂的治疗是不必要的。

治脚只能治标不治本

其实很多时候治脚并不能解决问题，治疗糖尿病足为什么没有想象得那么简单，这要从糖尿病足坏疽的分类说起。糖尿病足坏疽主要分为湿性坏疽、干性坏疽和混合型坏疽，它们的临床表现各不相同，治疗也各有特殊性，糖尿病足患者有必要对其有一定程度的了解，从而理解并配合医生。

湿性坏疽警惕脓毒血症

临床上见到的糖尿病足坏疽多为湿性坏疽，约占糖尿病足的 3/4，该类型坏疽常伴有足部触觉减退或消失，局部红、肿、热、痛等征象，严重的患者会出现发热、心跳和呼吸加速，甚至休克等脓毒血症征象。由此可见，虽然发生在足部的伤口是糖尿病足最直观的表现，但其症状不会仅局限于此，它会累及全身。糖尿病足的治疗也因此不能仅处理创面，需要针对足病引起的多个系统异常展开综合治疗，比如及时抗休克、抗心力衰竭、维持水和电解质平衡等，避免严重后果的发生。

干性坏疽应及时"通血管"

糖尿病足干性坏疽发病率相对较低，发病原因为患者肢端动脉粥样硬化、血管管腔狭窄或动脉形成血栓，血流逐渐或骤然中断，导致接受供血的远端肢体相应区域发生坏疽（此坏疽类型典型表现为干枯、发黑）。

针对下肢缺血的糖尿病足患者，最重要的一个治疗环节就是血运重建，其目的是通过重建血管来改善血液循环，从而加速创面肉芽组织的生长，促进创面愈合，避免截肢或降低截肢平面。虽然糖尿病是内科疾病，但当患者出现糖尿病足且存在血管堵塞的情况时，就需要通过血管外科医生的帮助来疏通血管，从而使疗效最大化。

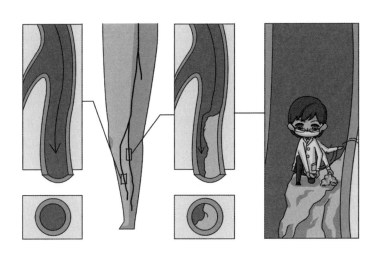

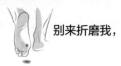

糖尿病足患者的血管病变进展很快，因此治疗方案的制订与实施都是在与时间做斗争。而我国超过半数以上的糖尿病足患者存在就诊较晚的问题，很多时候医生们争分夺秒制订出来的方案并不能被患者和家属所接受，猜疑、犹豫不决都会耽误治疗时间。

有数据显示，19% 的糖尿病合并下肢动脉疾病患者将面临截肢，且已经截肢的患者中，有一半以上在截肢前没有尝试过做血管介入。

混合性坏疽治疗别犹豫

混合性坏疽常常发生在同一肢端的不同位置，一般病情较重，溃烂部位较多，面积较大，病变常会涉及大部分或全部的足部。感染严重时会造成全身不适，如脓血症、脑血栓、冠心病等，因此改善局部血液循环、清创、控制血糖、抗感染等都是治疗糖尿病足混合性坏疽不可或缺的方法。待足部感染控制后，择期行血管重建治疗，才有可能挽救患者的足部。虽然根据病情的不同治疗方案会有差异，但患者和家属一定要理解并信任医生，这样才能最大限度地保住患者的肢体。

目前，有很多患者对糖尿病足的治疗还停留在过去的传统概念，认为与其进行长期、高费用、效果不确定的治疗，不如直接截掉患侧足更节省时间和金钱，但此截肢手术给患者自身及家属带来的生活质量和心理层面的影响往往是难以承受的。

同时，截肢后下肢的血管病变情况没有缓解，下肢血液供应依然不足，从而导致进一步坏死，甚至危及生命安全。截肢手术还会启动下肢的凝血机制，再加上下肢血液本来就流通不畅，这时很可能会出现血栓，增加血管疾病的发生风险，如中风、偏瘫等。

糖尿病足是一个会影响全身的并发症，因此，医生在选择治疗方式时一定要谨慎且考虑到多个方面，患者不应只看到病症出现在足部而忽略了其他关键性治疗，改变思维方式，学习更多的疾病知识，才是对自身的负责与爱护。

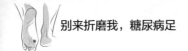

糖尿病足只能"一截了之"吗

经常有糖尿病足的患者来就诊时，第一句话就是："医生我不想截肢，您帮帮我。"这种情况发生得多了，就不免引起思考，为什么患者还没开始诊治，就觉得自己要截肢？糖尿病足的截肢率的确很高，但为什么要耽搁到非截肢不可的地步？门诊曾遇到的一位中年糖尿病足患者，他的就诊经历帮我解开了疑惑。

一位49岁的男性患者，已经确诊糖尿病10年了。在就诊前的半个月不小心摔伤了小腿，出现红肿、疼痛的症状，但因伤口直径只有1厘米左右，没有重视。随后伤口越来越大、流脓越来越多，且小腿红肿日益明显，才跑去当地医院治疗，当地医院见情况严重，建议截肢。该患者和家属都不能理解，平常摔个小伤口不至于严重到要截肢的地步啊？于是就来到我院寻求保肢治疗。但当他来就诊时，病情已经是无力回天只能截肢保命了。这就是当初忽视小伤小痛的结果。

警惕小伤口，严防大危害

也许很多人不解，只是一个小伤口怎么就引发了要截肢的悲剧？

对于一般人来说，平时走路不小心就会撞到桌角、板凳等硬物，有时还会有小伤口。一个小小的伤口或许不会有什么大问题，涂点药没几天就好了。

但对于糖尿病患者来说，如果不规范处理，产生的严重后果可能会超乎想象。路边的硬物看似没什么特别的地方，实则会有很多细菌附着在上面，糖尿病患者被其撞伤后若不及时处理，极容易发生感染。因此糖尿病患者尤其是糖尿病足高危人群千万不能轻视这些小伤口，当发生碰擦时，必须及时采取妥当的处理。一旦伤口处出现红、肿、热、痛，或自身出现发烧、低血压等症状时，应立即去正规医院就诊。

糖足就诊，为你支招

去医院就诊当然首先要选对医院，其次要选对就诊科室。

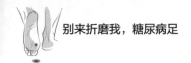

● **选对医院**

1. 尽可能选择有治疗经验的医院

由于目前全国医疗保健类的广告相对混乱，患者没有足够的辨别能力，钱被骗、病未治好甚至加重的例子时有发生。所以说，治疗糖尿病足一定要选对医院，不一定是一线、二线城市里的综合医院、三级甲等医院，但必须是治疗糖尿病足有足够人才、足够技术、足够设备（尤其是有介入必用的导管室）的医院。由于糖尿病足的创面种类繁多、涉及专业面广、机理复杂，也只有那些"久经百战"的医院才能胜任了。

2. 多家医院咨询比较后再选择

糖尿病足的截肢率非常高，但截肢并非治疗的第一选择。不管是大型还是中小型医院，学科发展都不是均衡的，所以单独一家医院的观点并不能代表学术界的权威观点。患者应该到多家医院、多个科室咨询，综合比较、考虑后，选择一家糖尿病足救治比较权威的医院进行治疗。

但需要特别注意的是，咨询、对比要快速进行，以免因为长时间的比较而延误治疗时间，导致病情加重。咨询渠道有多种，但要选择比较正规的，比如致电医院咨询窗口或正规医疗问询平台等。

3. 咨询有过糖尿病足诊治经验的患者

对于有条件的患者，可以咨询身边可靠的有过类似就诊经历的人，详细了解其曾经的糖尿病足严重程度、治疗经过和效果、费用、设备以及专家等信息。"同病相怜"，有时患者之间沟通是很方便且容易理解的。

- **选对科室**

首先选对就诊科室。糖尿病足是由糖尿病引发的并发症，内外科表现都有，如何选择科室挂号往往让患者和家属头痛不已。建议糖尿病患者出现足部破溃时，首选配备有内外科医生的糖尿病足中心；如果病情特别严重，直接进入重症监护室（ICU）；如果当地无糖尿病足中心，应该根据病情

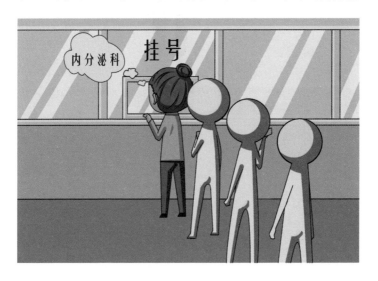

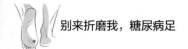

侧重选择科室，比如下肢缺血严重选血管外科，代谢紊乱严重选内分泌科等。

其次多科室联合治疗。事实上糖尿病足一方面需要将血糖控制到良好状态，另一方面需要及时有效地处理溃疡，因此内分泌科、骨科、血管外科、影像科等多科室紧密合作才能高效地治疗糖尿病足。

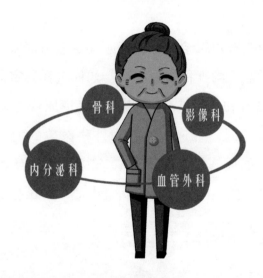

只能"一截了之"怎么办

足部溃疡的治疗根据伤口的严重程度而有所不同。一般来说，治疗采用的方法是去除坏死组织或碎片，保持伤口清洁，促进愈合。但当病情导致严重的组织丧失或危及生命时，截肢是唯一的选择。

截肢分为三种：踝关节以下平面的截肢为小截

肢；踝关节及以上平面的截肢为大截肢；膝关节以上平面的截肢为高位截肢。有经验的医生将尽可能地切除受损组织并保存尽可能多的健康组织。

手术后康复过程将会非常复杂和艰辛。患者不仅需要糖尿病专科医生和足病专科医生，还需要其他专业人士也加入术后康复团队，包括：

物理治疗师

在伤口完全愈合后，物理治疗师会辅助患者进行功能锻炼，每日 3～4 次，每次 10～20 分钟，如股四头肌等长收缩运动、臀肌收缩运动等，并根据不同的截肢平面，做好各关节功能的锻炼，防止关节屈曲挛缩，同时通过锻炼可增加残端皮肤耐磨性。身体康复后会教患者如何使用人造肢体（假肢）慢步行走，帮助患者慢慢恢复平衡和协调能力，提高患者的流动性。

安全保障者

在截肢初期，患者常常会忘记自己已经被截肢，会在没有任何帮助的情况下下床活动，此时极易发生危险，尤以夜晚多见。因此安全保障者就会增加巡视截肢患者病房的次数。在白天时会指导患者行走时使用辅助工具，同时会在床边加床档，避免截肢患者发生坠床。

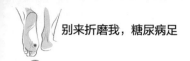

心理健康提供者

如心理诊疗医生或精神科医生，他们会把减轻患者的精神紧张和焦虑放在首位，有的人术后会存在一种幻觉疼痛，截肢前疾病的疼痛感仍困扰着自己，总是无法摆脱。针对这部分人除了在应用镇痛药、抗惊厥药等药物的同时，心理健康提供者会加以物理疗法和分散注意力等方式，来减轻这部分人的痛苦，使其较为舒适地度过术后的疼痛期。同时因为患者家属的情绪反应在很大程度上也会影响患者的精神状态，心理健康提供者也会兼顾处理患者身边其他人的心理反应。

此外，患者应重视截肢后再次截肢的风险。研究显示，一侧肢体截肢的患者再次截肢的风险更高。这部分患者日常生活时需要注意：

• 要坚持健康饮食、定期运动、控制血糖水平，防止其他的糖尿病并发症或合并症发生；

• 定期自查截肢残端的皮肤，一旦发现发红、破溃等迹象，立即暂停使用假肢，及时到医院就诊；

• 经常检查留下的那只"好脚"，一旦发现有皮肤发红、破溃，甚至溃疡的症状，立即到医院就诊，避免再次被截肢。

糖尿病足患者 警惕肾功能不全

　　糖尿病是一种可引起多种并发症的慢性疾病。在糖尿病并发症中，糖尿病肾病的发病率是较高的，同时也是危害性最严重的糖尿病并发症之一。患者在发病的早期不会出现明显的不适症状，仅会出现肾脏微微增大、血压略有升高和出现微量蛋白尿等表现。若糖尿病肾病伴有高血压，可加速糖尿病肾病的发展及肾功能减退，两者会相互影响，导致下肢动脉硬化闭塞症，增加了糖尿病足发生的概率，给治疗带来很大的困难。

治疗过程为何困难重重

　　造影剂无用武之处。临床工作中遇到的治疗难题，大多发生在肾功能不全的糖尿病足患者身上。这类患者一旦伴有下肢动脉硬化闭塞症，会大大影响治疗与预后。判断下肢血管情况最重要的检查为下肢动脉血管造影（CTA），而这项检查需要用到造影剂，可造影剂又会导致急性肾衰竭，如用此治

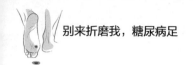

疗手段便进入了一个死胡同。

此路不通，另寻他径

对于肾功能不全或者肾功能衰退严重的患者来说，想要靠自身代谢排出造影剂是不可能的。因此，如何排出造影剂又能保护残余肾功能是医生们需要重点应对的问题。

非离子型造影剂前来支援。面对"无计可施"的患者时，医生们只能迎难而上。为了降低对肾功能造成的损害，医生会选用非离子型造影剂，并尽量减少用量。非离子型造影剂不属于盐类，溶于水后不会发生电离，其渗透压常为等渗或低渗，总的来说其生物安全性较离子型高。

时刻监护，不可放松警惕。介入手术完成后，为了防止造影剂进一步损害肾功能，患者会接受严密的观察，若出现胸闷、心前区疼痛等症状，应及时告知医护人员。护理人员也会定时巡视患者，严密观察穿刺点有无出血、敷料有无渗出、足背动脉搏动情况以及下肢皮肤温度、颜色是否有变化。介入手术后，也会对患者进行常规的抗凝治疗。

生物蛆虫成救星。在严重肾脏功能不全致使下肢发生动脉硬化闭塞症，足部已经出现溃疡创面时，面对这种情况，为了不对患者的肾脏造成损伤，医生大多会采取手工清创联合生物蛆虫清创的方案对糖尿病足溃疡创面进行治疗（当然，严重缺血时蛆虫也无计可施），每天换药一次观察创面修复情况来开展疗程。

通过长时间的清创、换药，部分患者的创面可以得到控制并慢慢恢复。但却不是所有的这类患者都能这么幸运，当有的患者下肢血管堵塞严重时，若不能将其疏通，伤口不容易愈合，患者不仅需要承受长期的疼痛，还会面临截肢或生命危险。

精心护理，助力恢复

糖尿病合并慢性肾功能不全的患者因为基础病较多，机体免疫力低下，许多患者生活不能自理，是糖尿病足的高危人群。对这类患者来说，预防重于治疗，日常生活中，家属应协助患者做好护理工作，同时患者还需在饮食方面合理搭配，为机体提供足够的能量。

糖尿病肾病的患者在饮食方面应注意以下几点：

1. 不透析时

此时患者在日常饮食中，应限制食物中蛋白质的摄入，若长期保持高蛋白饮食，可能会加重肾脏

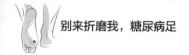

的高滤过状态，同时会增加体内有毒的氮代谢物的产生和潴留，从而导致肾功能的进一步损害。

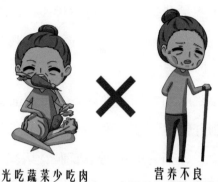

光吃蔬菜少吃肉　　营养不良
　　　　　　　　不利于肾功能恢复

有患者认为，平时多吃素食少吃肉就是低蛋白饮食，这种观点是错误的。素食，比如大豆中的植物蛋白含有的必需氨基酸较少，不能满足人体的基本需要，长此以往会导致营养不良，不利于肾功能的恢复。

至于具体的，美国糖尿病协会建议糖尿病肾病患者蛋白质摄入量不得超过每日摄入总热量的15%。

糖尿病肾病1～2期患者，蛋白质摄入量以每日每千克体重0.8～1.0克为宜，也就是一位60千克体重的糖尿病肾病患者，他每天所需的蛋白质是48～60克。

糖尿病肾病3期以上患者，即使肾功能是正常的，蛋白质摄入量需要降低至每日每千克体重

0.6～0.8 克为宜，同样对于 60 千克体重的患者来讲，每天所需要的蛋白质是 36～48 克。

2. 透析时

患者在透析时的饮食注意事项，除了不违背糖尿病肾病饮食治疗原则外，饮食的总热量和蛋白质摄入量比不透析时可适当增加。

因为患者血液透析时需要血液交换，需适当提高营养物质的摄入量，蛋白质按每日每千克体重 1～1.2 克供给，并适量增加牛奶、鱼、瘦肉等高蛋白食物的摄入量。尿毒症患者饮食中还应补充含铁元素和维生素 C 丰富的食物。如橘子、青椒，但每天摄入量不超过 100 毫克。

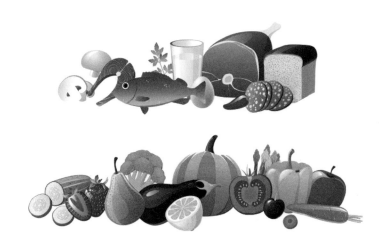

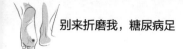

3. 透析后

通常情况下，患者透析后病情会得到一定的改善，但仍然应该坚持饮食有所节制、合理搭配，不可随便乱吃，且在透析日和非透析日之间找出适合自己的饮食规律。

总之，肾功能不全患者因基础病较多，机体免疫力低下，甚至生活不能自理，是糖尿病足发病的高危人群，日常生活及治疗过程中需注意预防糖尿病足的发生，一旦出现糖尿病足的临床症状需要尽早就医。

糖尿病足患者警惕心脏病

很多人认为，糖尿病足与心脏病之间是没有关系的，一个处于下半身，一个处于上半身，两者独立存在。而在临床上，很多糖尿病足患者会因为心脏出现问题而死亡。

足有问题，心脏也有脾气

糖尿病足作为糖尿病严重的并发症之一，它破溃迅速、创面恶臭、流脓等外部症状会给患者带来极大的心理压力和恐惧，因此糖尿病足患者常常会把主要注意力放在足部创面上，从而忽略自己身上出现的其他病症。而这些病症中较为严重的就是心脏病，主要有三种：心脏自主神经病变、心肌病变、心脏冠状动脉病变。

糖尿病足患者由于高血糖时微血管病变和代谢异常导致的自主神经病变很常见，而自主神经病变引起的心脏表现最严重，心脏搏动异常，甚至猝死常常发生。

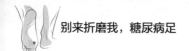

糖尿病患者由于存在的糖代谢、脂代谢和氨基酸代谢异常，通过复杂的病理生理过程产生了心脏心肌病变。临床最初表现为心脏舒张功能异常，后逐渐发展至心脏收缩功能异常，最终导致心力衰竭、心律失常等发生。

很多糖尿病足患者已经存在血管病变，其中心脏血管一旦发生狭窄，便会发生心肌梗死（简称心梗）。心梗有时表现为心绞痛，患者在极度疲惫或体力劳动时出现胸闷、胸痛和休息后症状缓解，一旦出现这些表现强烈提示要立即到医院做相应检查。但临床上，很多糖尿病患者却无胸闷、胸痛的表现，直到去医院检查才被诊断原来为心梗。

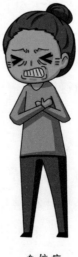

极度疲惫   从事体力劳动

心绞痛

同时因糖尿病足患者大多行动不方便，需要他人帮助，给及时就医造成了不便，从而错过心梗的最佳治疗时间。此外，在治疗糖尿病足溃疡的过程中，由于药物的使用（如非甾体类消炎药、某些扩血管药）、营养物质以及补液等的增加，一定程度上会使得原本不易被发现的心功能异常加重，严重的可发生急性心力衰竭。

远离心脏病，足病患者这样做

1. 控制好血糖

按时吃药，将血糖控制在安全范围。每年至少做两次糖化血红蛋白（HbA1c）测试，数值低于7%为宜，老年患者血糖控制标准适当放宽。

2. 每天运动

身体条件允许的情况下，每天应至少活动半小时，比如慢走 30 分钟，或每餐饭后走 10 分钟，养成每天按时散步的习惯。尽量选择爬楼，少坐或不坐电梯。足部出现溃疡的患者在运动前一定要选好鞋袜，并能够判断短时的脚面压力不会影响伤口的愈合。

3. 超重患者应减肥

一般情况下，糖尿病患者的 BMI 如果在 25 千克/平方米以上，就应该主动减肥了，因为减重其实就是在给胰岛 B 细胞减负，就是变相地降低血糖。通常体重基数越大的人，其减重效果越明显。减肥过程中应多听从专业营养师的意见，切不可盲目节食，尤其是伴有糖尿病的患者，应精心安排好饮食，以确保摄入必需的营养，并保证血糖在安全范围内。

4. 经常测量血压

过高的血压，容易诱发各种心血管疾病，对大多数患者而言，血压应低于 130/80 毫米汞柱。心肌梗死、脑出血、卒中等疾病的发生，都和血压控制不好有关。

5. 检查血脂

糖尿病患者如果合并高血脂，久而久之大量的血脂会沉积于血管管壁，在血管内形成粥样斑块，斑块逐渐增大增多，血管壁逐渐增厚变硬，血管腔变小，最后就会引起血管供应的部位缺血。糖尿病患者应至少一年查一次血脂。低密度脂蛋白胆固醇应低于 100 毫克/分升，高密度脂蛋白胆固醇应高于 40 毫克/分升，甘油三酯应低于 150 毫克/分升。

6. 多吃对心脏有益的食物

多吃有益心脏健康的全麦面包等谷类食物，以及水果和蔬菜等。尽量少吃含饱和脂肪和胆固醇的食物，不吃含有反式脂肪酸的加工食品如培烤食品、油炸食品等，少吃猪肉、牛肉、羊肉等红肉，可适当多吃鸡肉、鱼肉。

7. 戒烟限酒

吸烟可以造成血管收缩和血管内皮的破坏，血压升高，大幅增加心肌梗死、卒中等心脑血管疾病的发病风险，同时也会增加糖尿病许多并发症的发病风险，比如吸烟喝酒可明显增加糖尿病足、糖尿病肾病和糖尿病眼病的发生概率。

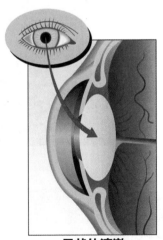

晶状体清澈

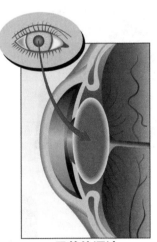

晶状体混浊

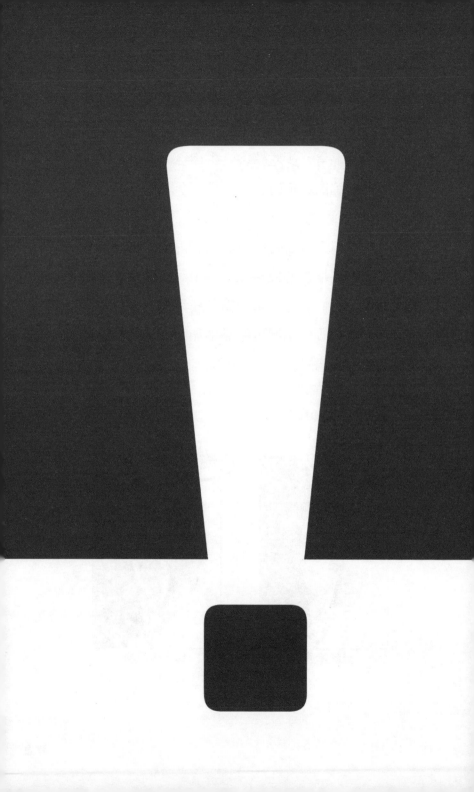

第 **2** 章

注意，这些情况
潜藏糖尿病足的危险

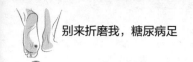

吸烟和脚，你选哪个

很多人认为，吸烟只是与呼吸道疾病相关，殊不知，吸烟也是 2 型糖尿病的一大危险因素。吸烟者患 2 型糖尿病的可能性比不吸烟者高 30%～40%。对于吸烟的糖尿病患者来说，其胰岛素治疗效果不理想使疾病控制也更为困难，这往往会导致糖尿病各种并发症的发生，糖尿病足就是其中之一。

临床上糖尿病足患者因吸烟而导致病情加重，最后不得不截趾/肢的教训太多了。"以后可不能再吸烟了，不然你的脚可真要保不住了……"面对"老烟枪糖友"，医生们几乎每次查房都要这样苦口婆心地劝告。

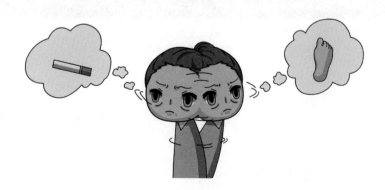

吸烟对糖尿病患者危害多

要知道长期吸烟会使糖尿病更难控制。因为吸烟会导致糖尿病患者一系列的健康问题和相关并发症，其中包括：

导致血脂异常

说到胆固醇，很多人一听就想敬而远之。其实胆固醇也有好有坏，"好胆固醇"——高密度脂蛋白胆固醇能保护血管，而"坏胆固醇"——低密度脂蛋白胆固醇会损伤血管。长期吸烟易导致血液中的好胆固醇降低，坏胆固醇升高，并使其易于氧化，损伤血管。

增加心脑血管并发症风险

吸烟会损害血液循环系统，加速动脉发生粥样硬化，大大增加了冠心病、脑卒中和心力衰竭等血管并发症的风险。

增加糖尿病肾病风险

吸烟会损伤肾脏中肾小管的功能，引起肾衰竭，加重慢性肾脏疾病。

导致血糖波动

吸烟很可能是血糖"上蹿下跳"背后的始作俑者。烟草中的烟碱易导致血管收缩，刺激肾上腺素

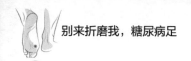

分泌，导致血压升高、血糖波动。

导致或加重胰岛素抵抗

吸烟使血管阻力升高，药物吸收减少，胰岛素作用减弱，长期大量吸烟还会导致或加重胰岛素抵抗。吸烟的糖尿病患者不仅所服用的药物起作用的时间会显著变慢，注射胰岛素量还要增多 15% ~ 30% 才能达到相同的效果。

增加糖尿病足和截肢风险

你知道吗？世界上每 30 秒就有一人因糖尿病而截肢，而这些截肢患者中大部分是烟民。吸烟易造成血管损伤，加重足部缺血，引起末梢血液循环不畅，大大增加末梢神经炎、脉管炎、足部溃疡等慢性并发症，增加患糖尿病足的风险。据统计，吸烟的糖尿病患者患糖尿病足的概率比不吸烟的糖尿病患者高 15 倍。

戒烟有困难，给你支个招

在临床中，听到很多糖尿病患者表示，吸了大半辈子的烟，突然要戒掉，对于他们来说根本不可能。所以，一般建议大家可以采取循序渐进的方法戒烟，严重烟瘾者可以采取以下方法逐渐减少吸烟的量，最终达到戒烟的目的。

回避法。先定戒烟的日期，并将戒烟的决心告诉周围的人，让大家共同监督，扔掉你所有的烟卷、烟灰缸、火柴和打火机。戒烟初期很难抵抗诱惑，尽量避免去容易让你想起吸烟的场所，不去平时买烟的小店铺，不和吸烟的人常在一起。

转移法。烟瘾发作时，采取自我转移法消除，如离开环境、加快生活节奏、多找些活干，力争没时间考虑吸烟。想吸烟时，用别的东西转移兴趣方向，如嚼口香糖、磕瓜子等。做一些不损害健康且有助于戒烟的行为来取代吸烟，如：下下棋、做做家务、与人聊天、做运动等。当精神紧张时，可采取做深呼吸、肌肉放松练习、做操、散步、冲个热水澡、喝水或喝果汁等方法帮助减轻压力而不是靠吸烟来缓解压力。

拒绝法。迅速回避和谢绝别人递烟，更得防范他人"下不为例，就这一支"的话语诱惑，告诉别人你已戒烟，不要给你烟卷，也不要在你面前吸烟。

如果非吸烟不可，那就

1. 延长吸烟间隔

如果平时每隔 15 分钟吸一支烟，开始戒烟后就先把吸烟间隔延长至 30 分钟，坚持一段时间

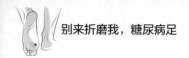

后，再延长到 1 个小时。

2. 降低买烟的数量

如果你想吸烟时，身上没有烟又不方便买烟的话，吸烟量就可能会降下来。所以建议每次买烟的时候只买一包，这样有助于防止吸烟过量。在日常生活中，很多糖尿病患者是名副其实的"老烟枪"，一天吸几包烟再正常不过。这其中还不乏一些因为下肢动脉硬化闭塞症进行过血管介入手术治疗的患者。

当糖尿病患者烟瘾难耐，想要吸烟的时候，可以在心底询问自己：吸烟和脚，选哪一个？为了自己和家人的健康，吸烟的糖尿病患者要努力把烟给戒掉哦！

爱跷二郎腿，
容易患上糖尿病足

日常生活中，很多人一坐下就喜欢跷上二郎腿，他们认为这是一种比较舒服的坐姿。你有所不知的是，这个习惯正在严重损害着你的健康。特别是对于糖尿病患者来说，这种坐姿会导致下肢血液循环不畅，易患上糖尿病足，当然跷二郎腿的危害远不止这个。

跷个二郎腿，惹上全身病

跷二郎腿时，被垫压的膝盖受到压迫，容易影响下肢血液循环。两腿长时间保持一个姿势不动，容易麻木，如果血液循环再受阻，很可能造成腿部静脉曲张或血管栓塞，严重时还可能出现静脉炎、神经痛等。另外，有的人会因腓总神经长时间受压，产生运动和感觉功能受损，出现下肢麻木、酸

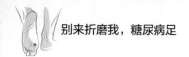

痛，甚至突然不能行走等情况。特别是患高血压、糖尿病、心脏病的老年人，长时间跷二郎腿会使病情加重。

跷二郎腿对身体的影响有这些方面：

1. 脊椎出现变形

正常的脊椎有 4 个弯曲，从侧面看呈 S 形，即颈椎前凸、胸椎后凸、腰椎前凸和骶椎后凸。长期跷二郎腿会让脊椎受到严重的压迫，在受力不均匀的情况下，就会出现变形的现象，变形严重的话还会出现椎间盘突出症。

2. O 型腿

跷二郎腿时，会增加负重腿患骨关节炎的风险。同时，由于上位腿受力不均，向内偏斜，可能造成膝关节内侧间隙压力增加，软骨磨损严重。同时，位于膝关节外侧的韧带受到持续牵拉，使其松弛，这就会在已有骨关节炎的基础上形成膝关节半脱位（膝关节两端骨面中心的错位＞3 毫米），外表看起来就形成了 O 型腿。

3. 腰痛

腰痛是久坐的上班族中最常见的一种症状。引起腰痛的原因很多，但这里要讲的是上班时喜欢跷二郎腿，极易造成腰椎与胸椎压力分布不均，引起脊柱变形，有的则会导致腰椎间盘突出，形成慢性腰背痛。经常跷二郎腿是加重颈椎病、腰肌劳损的重要原因之一。在此特别提醒，办公室白领久坐时应注意坐姿，经常跷二郎腿可能会引起很多相关疾病。

跷二郎腿虽然不会马上让你的身体出现这些症状，但是长期这样下去，这些症状迟早会来困扰你。

跷的是二郎腿，患的是糖尿病足

临床工作中，我们会对糖尿病患者进行并发症的筛查工作，其中很多患者下肢血管血供很差。仔细观察就会发现，部分患者在检查一结束，就很自然地跷上了二郎腿，还有一些年轻的患者在门诊候诊时，始终跷着二郎腿。经过问诊发现，他们每天大部分时间基本上都是保持这一坐姿，已经成为习惯，不跷二郎腿反而坐得不舒服。

糖尿病患者长期跷二郎腿就会加大患糖尿病足的风险。因为跷二郎腿时会导致血液上行不畅通，这样会使得回流到心脏和大脑的血流量减少或回流速度降低，再加上糖尿病患者本身的血液循环功能就差，如此叠加的结果就是会加速下肢动脉硬化缺血，久而久之易患糖尿病足。因此，糖尿病患者一

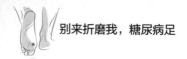
定要杜绝跷二郎腿。

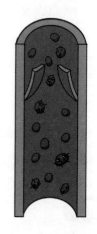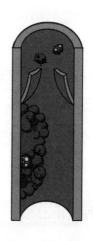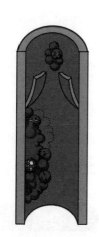

对于那些爱跷二郎腿的糖尿病患者来说，除了要控制好血糖，戒掉爱跷二郎腿的习惯外，还要保护好足部和下肢，避免发生感染。

● **注意足部保健，选择合适的鞋袜**

户外活动时一定要穿具有保护作用的鞋，不能光脚穿鞋，不能穿拖鞋、凉鞋，避免暴露部位过多，穿鞋前应习惯性地检查鞋内有无异物。每天换袜子，不穿过紧的或有毛边的袜子。

● **每天检查双足**

检查双足有无肿胀、破损、裂口、水泡等，注意足部皮肤的颜色、温度等；雨天出门最好穿雨鞋，以保持足部干燥，回家后及时换拖鞋、清洗双脚。

● **每年到医院进行下肢及双足血管情况检查**

糖尿病一经诊断，即应完善下肢动脉超声检查，了解下肢血管情况。如下肢动脉血流通畅，在血糖控制平稳的情况下，建议每年做 1～2 次血管超声检查，必要时还要做下肢 CTA（下肢 CT 血管成像）或下肢动脉造影检查，当然合并糖尿病肾病的患者要慎重做此项检查。

脚疼竟然是糖尿病引起的

临床工作中，我们经常会遇到一些糖尿病患者，痛苦地描述自己晚上在睡梦中被一阵阵刺痛惊醒，从脚趾到脚背，就像被很多针一起扎到脚上一样，严重时甚至连被子都不能盖。

脚疼难忍，是何原因

1. 糖尿病引起动脉粥样硬化，使下肢血管狭窄，脚会因为血液循环不足而疼痛。

2. 患糖尿病的人，足部出现伤口很容易感染细菌，而且一经感染，恢复时间比正常人要长得多。所以患者常会发生足部溃疡，严重者更可导致组织坏死，产生更为严重的足部疼痛。

3. 脚是身体最易受神经痛影响的部位之一，糖尿病会使周围神经发生病变，致使患者有神经痛，进而出现足部疼痛的症状。

脚疼其实是提示患者双脚已经出现了糖尿病周围神经病变、周围血管病变和（或）感染，甚至病变已经发展成糖尿病足。尤其是病程 10 ~ 15 年的糖尿病患者，50% 以上会伴发中等程度的周围神经病变，且极易发展为糖尿病足。

脚疼有分型，两种较常见

• 以远端神经受损为主

糖尿病周围神经病变的症状会由于受损的神经不同而不同，很多糖尿病患者会感觉到脚麻或脚凉，以及针扎一样的疼痛，尤其是下肢会出现这样的感觉。糖尿病神经病变以远端神经受损为主，脚比手的病情重，越是离脑部远的部位，病情越严重。症状表现一般左右对称，如两个脚趾都麻，并且呈袜套样的感觉往上走，即从远端慢慢往上发展，这是最常见的。

袜套感

• 以足部缺血为主

这类患者常有下肢疼痛，行走时加重，被迫停下来歇会儿疼痛可好转，医学上称为"间歇性跛行"，又称"痉挛痛"，与下肢血管闭塞、血流不通畅有关。还有些患者表现为持续性下肢疼痛，腿抬高时更痛，甚至夜间不能平卧，需要两腿下垂在床边才能缓解，医学上称为"静息痛"，提示下肢

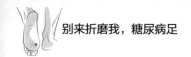

血管已经严重阻塞，需要立即治疗！不幸的是，糖尿病患者常由于神经病变导致了痛觉下降，使得静息痛消失或与神经痛混淆，从而使病情被延误！

脚疼是信号，预防需趁早

很多糖尿病患者认为，糖尿病并发症是后期才会出现的，所以在早期可能并没有那么在意自己的并发症症状。但是，大家有所不知的是，像周围神经病变这样的并发症，自糖尿病发病之日起就可能发生，脚疼就是其典型的临床表现。

预防糖尿病并发症在日常生活中要做到：

1 将血糖控制在合理范围，纠正血脂异常，控制高血压，戒烟。

2 加强足部护理，选择透气性良好、质软的合脚鞋袜，经常检查并取出鞋内异物。

3 足部若出现明显的疼痛，应及时察看情况，必要时及时就医，切勿耽搁最佳治疗时间，贻误病情。

4 定期进行糖尿病相关并发症筛查及病情评价。

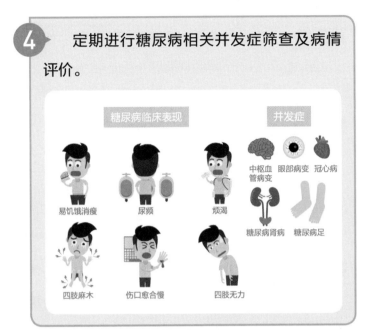

糖尿病临床表现

易饥饿消瘦　　尿频　　烦渴

四肢麻木　　伤口愈合慢　　四肢无力

并发症

中枢血管病变　眼部病变　冠心病

糖尿病肾病　　糖尿病足

2016年国际糖尿病足工作组研究显示，糖尿病患者的检查频率，可根据病情轻重程度分为四个层次：

第一级 ▶ 无肢体疼痛、发凉等不适症状，检查结果提示无周围神经病变时，每年检查1次。

第二级 有肢体麻木、疼痛等不适症状，检查结果提示有周围神经病变时，每年检查2次。

第三级 不仅有肢体麻木、疼痛等不适症状，还有足部发凉或皮肤颜色改变，检查结果提示有周围神经病变合并周围血管病变，这时，不管有无足部畸形，都要每年检查2～4次。

第四级 既往有足溃疡或截肢史，目前有肢体麻木、疼痛等不适症状，需要高度重视，检查频率根据严重性调整为每年4～12次。

多学多益

足部的哪些活动和感觉与周围神经相关

运动支配：脚走路稳不稳，多是由运动神经来完成的。运动神经主要支配肌肉，运动神经一旦受损，肌肉会萎缩，严重时会导致肌肉无力。

感觉感知：穿鞋合不合脚，走一走路，脚趾头知道；洗脚水是烫是凉，洗脚的时候，脚部皮肤知道，这些就是感觉神经在发挥感知作用。但如果周围神经有病变了，这些压力觉、痛觉和温度觉会下降甚至消失，患者甚至会认为自己没有任何问题。

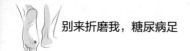

走路不稳，
警惕糖尿病足

随着糖尿病患者数量的不断增高，人们对糖尿病的常见症状"多饮、多食、多尿、体重减轻"已经较为熟悉，但却不知其还会引发很多看似不搭边的症状，走路不稳就是其中之一。

糖友警惕走路不稳

在人们的印象里，看不清楚、走路不稳等都是年龄增大的一种表现。那么走路不稳一定是年龄大了的缘故吗？对于糖尿病患者来说，这可能是某种疾病的症状。尤其是突然出现这种情况或者进展较快，在几个月或者半年内加重明显的，有必要去医院检查一下。

由于糖尿病患者里中老年人居多，因此走路不稳会带来很大的安全隐患。临床上，经常会收治到因摔倒而骨折或擦伤发展至感染的糖尿病患者，这类患者若不能及时得到救治，尤其是足部擦伤，很容易发展成糖尿病足。

走路不稳警惕糖尿病足

走路不稳极易被糖尿病患者忽视，常与以下几个因素有关：

走路不稳，与血管病变有关

出现走路不稳现象的糖尿病患者往往有"三高"——高血压、高血糖和高血脂，而这"三高"往往又是加速血管病变的罪魁祸首，导致患者出现"脑缺血"，甚至"脑中风"等。所以要想解决血管病变导致走路不稳的问题，就先要解决引起血管病变的"三高"。建议糖尿病患者，日常生活中从以下几个方面着手：

1. 控制饮食

养成规律作息时间，每天定时定量进食，并根据人体营养需求适当节制，以达到减轻胰岛负担的目的，切忌暴饮暴食。

2. 适量运动

合理运动能促进血液流动、扩张血管，对预防高血压、高血脂有很好的作用。运动方式的选择，根据年龄和病情来选择，如走路、慢跑、打太极拳等运动适合中老年患者，而青年患者可在医生的指导下制订运动方案，不必拘泥于舒缓运动，但一定

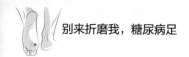

要保持运动强度和运动量适当。

3. 戒烟限酒

想预防"三高"，戒烟限酒是一定要做到的（戒烟方法参考本章第一篇文章内容）。限酒关键是要自我管理，有目的、有意识地少喝酒，也可以通过一些外在的管制措施。比如每个阶段都计划好一瓶酒喝多久，每天喝多少，不许以任何理由违反，慢慢减少饮酒量，降低饮酒频次，以达到降低饮酒量的目的。当然方法是否有成效要视个人情况来定。

4. 药物控制

药物控制"三高"是最直接的方法，近年来，各种降压药、降脂药、降糖药层出不穷，一些患者盲目在药店自行购药服用，这样不仅不能控制病情，还可能会加快病情的发展。因此，一旦确诊"三高"或其中之一，应积极在正规医生的指导下合理用药。

走路不稳，与周围神经病变有关

糖尿病患者出现周围运动神经病变时，下肢和足部的肌肉会出现变性和萎缩，导致足部压力失衡。临床表现为患者走路时，身体重量集中压在前足外侧或凸起的部位，且步态改变，平衡性下降。这也导致了这部分患者脚上常常有老茧、鸡眼，甚至有的患者足部产生畸形，这些患者可以去医院定期护理，严重者可以考虑手术矫形治疗。

走路不稳，也可能是鞋的错

很多人对鞋子的要求不是很高，或大或小、或硬或软都不在意，甚至有人还会穿他人淘汰下来的鞋子。这些做法是非常危险的，因为鞋不合适，对脚会产生摩擦损伤，很有可能引发感染，最终钱没省下来，还导致了严重的糖尿病足。

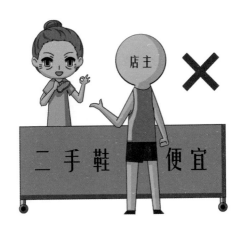

在选择鞋子时，除了选择舒适、透气、宽松的鞋子外，有条件的糖尿病患者还可以选择定制的鞋垫或鞋子。总之，选择适合自己脚型的鞋具很有必要，同时建议多备几双鞋具交替穿，不仅有助于为脚营造干燥环境，还能避免长期穿有压力异常点的鞋可能给脚带来的反复摩擦和伤害。

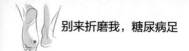

　　总之，当糖尿病患者发现自己出现走路不稳现象或足部有痛感时，应及时到医院进行检查，确认自己是否患上糖尿病足。一旦确诊，除了保持良好的心态，还必须多方了解，慎重选择治疗糖尿病足的医院和治疗方案，避免因为治疗不当而使病情更加严重。

剪趾甲事小，酿成糖尿病足事大

目前我国糖尿病足患者及高危群体，对糖尿病足相关知识的知晓率相对较低，这对控制与稳定病情是非常不利的。糖尿病足患者最初大多是由于抓挠皮肤导致破溃，抑或是烫伤、冻伤、修脚损伤、新鞋磨伤等引起的小范围、局部皮肤损伤，这些"小伤"往往不被患者所重视，进而导致进一步的溃疡破烂。

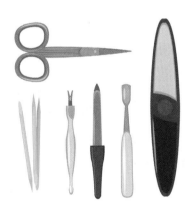

剪趾甲事小，足感染事大

及时修剪趾甲，可以减少甲下细菌的滋生，也能避免趾甲太长刮伤周边皮肤。但常有因修剪脚趾甲导致足部出现伤口的患者，他们一般都会选择自行涂点药或用碘酊消毒，有的人甚至根本没有察觉

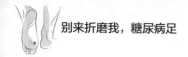

到脚上有伤口，直到整个足部发生溃烂或无法愈合才到医院就医。此时已经错过了最佳治疗时间，往往面临着需要截肢的抉择。如果糖尿病足患者或高危人群能够进行科学地自我管理，细致到方方面面，也可显著降低糖尿病足的发病率和截肢率。

事无巨细，剪趾甲也有讲究

剪趾甲看似是小事，人人拿着修剪器具都可以上手，但对于糖尿病患者而言万万不可掉以轻心。糖尿病患者在修剪脚趾甲的过程中，要注意以下事项：

1. 修剪器具要消毒

很多人看到趾甲长了，就随便找一个指甲刀修剪，甚至很多家庭成员之间共用 1 个或几个指甲刀。指甲刀消毒，很多人觉得不但繁琐而且显得自己很矫情，没有很大必要。对于糖尿病患者而言，使用未消毒的指甲刀，一旦不小心产生微小伤口就很容易发生足部感染。所以建议糖尿病患者在修剪趾甲前，养成用医用酒精擦拭指甲刀的习惯。

2. 修剪方法要正确

关于剪脚趾甲，很多人都犯了一个错误，把趾甲剪得又短两边角又锐利，有时不注意甚至会剪到肉里去，此外这样修剪完的趾甲之后很可能会长到肉里去，造成嵌甲和发炎。想避免嵌甲症，拔趾甲可不是一劳永逸的方法，要先从剪对趾甲开始。正确剪趾甲的方法，是将其剪成方形，然后用指甲刀上的锉刀磨一磨边缘，尤其是两侧边角。

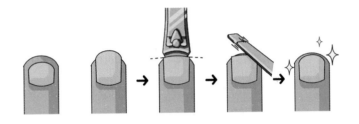

3. 定期修剪

留太长的趾甲，趾甲往往容易不知不觉地勾绊到东西，而造成趾甲和甲床之间产生易受伤的点，甚至趾甲和甲床产生分离。建议糖尿病患者一定要定期修剪趾甲，且根据趾甲的长度、软硬度、有无真菌感染等来选择工具和修剪方法。

4. 切忌频繁修剪

一般来说，手指甲每周生长 0.1 厘米，而脚趾甲的生长速度仅是手指甲的 1/3 而已。因此除了掌握正确的修剪趾甲方法外，还要有耐性，不要过于频繁地修剪脚趾甲。

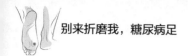

老人剪趾甲更要小心

从糖尿病足发病原因的统计情况来看，剪趾甲导致的感染破溃多发生在老年人身上。随着年龄的增长，老年人的视力会越来越差，且手的稳定性也会减弱，修剪脚趾甲时很容易剪到周边皮肤。若与子女同住，老年糖尿病患者应在子女的帮助下修剪；若是老人独居也不可随意找街边的修脚店处理趾甲问题，而是应该去专业的医疗机构定期修剪，以免为糖尿病足的发生埋下隐患。

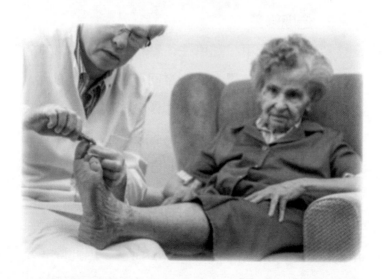

小小灰指/趾甲，藏着大问题

"得了灰指甲，一个传染俩"这一经典广告词，简洁明了地突出了灰指/趾甲会传染这一特点。灰指/趾甲在治疗上具有迁延不愈的特点，很多患者在治疗过程中感到心灰意冷，尤其对于糖尿病患者而言，灰指/趾甲成了"磨人的小妖精"。

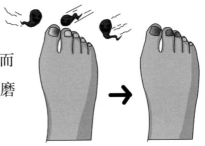

灰指/趾甲从何而来

灰指/趾甲又称甲癣，是比较常见的一种病症，病因是真菌感染，见于各年龄段人群，家庭成员间会相互传染。真菌是一种常与细菌共同存在的病原体，温暖、潮湿环境非常适合繁殖，可存在于身体任何部位。而脚趾总是在温暖潮湿的鞋内，更易被真菌感染，因此灰"趾"甲远多于灰"指"甲。此外，经常受外伤的指/趾甲也容易被真菌感

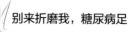

染，而健康的指／趾甲不易被感染。

指／趾甲感染真菌还与遗传、糖尿病患者局部动静脉循环和淋巴回流障碍、周围神经性疾病等因素有关。股癣、脚癣等癣菌病也能引起灰趾甲。真菌感染往往从一个或数个指／趾甲末端的甲襞下开始，出现白点或黄点。随着时间推移，迁延到指／趾甲下，指／趾甲变黄或变褐色，还会出现增厚、畸形以及边缘毛糙等症状，但通常不会影响整个指／趾甲。常见的病情表现：甲下角化过度、甲癣、远端甲真菌病、甲脱落、甲处有气味、甲表面有坑。

灰指／趾甲青睐这些人

临床发现年龄在 65 岁以上的老年人、糖尿病患者、免疫系统功能低下、下肢血液循环差、戴人造指／趾甲的人、有指／趾甲受伤或甲周皮肤损伤的人等都是灰指／趾甲的高发人群。

人们去卫生条件较差的公共澡堂或泳池也有较高的感染风险。灰指／趾甲看似是小病，其实它还存在感染复发、感染永久存在、感染指／趾甲变色、感染扩散到其他部位（甚至血液）、合并皮肤感染（蜂窝织炎）等疑难问题。

糖尿病患者难逃灰指/趾甲

糖尿病患者，特别是血糖控制较差的患者，由于机体组织长期处于高血糖环境，其末梢神经受损，手指、脚趾末端血液循环障碍，都会使身体表皮防御功能低下，极易感染真菌从而发生灰指/趾甲。

同时，糖尿病患者的足部较为脆弱，更容易被真菌钻"空子"。相关调查研究发现，糖尿病患者感染灰指/趾甲的概率为26.2%，与相同年龄、性别的无糖尿病的患者比较，其灰指/趾甲发病率高出2.77倍，还发现1/3的糖尿病患者灰趾甲发生在脚的蹈趾，且容易导致继发性细菌感染。

灰指/趾甲事不小，遇上早治疗

灰指/趾甲看上去是小问题，可一旦患病也应及时就医，让医生判断是否需要治疗，切不可大意耽误了病情。

在常规治疗上，通常不建议使用非处方药，临床上常见患者使用各种药膏疗效欠佳，而且容易迁延不愈。此外糖尿病患者的真菌感染常深入甲根、甲床，甚至可能局部进入血液，仅选择局部涂抹药物或药物浸泡方法治疗灰指/趾甲，几乎没有治愈

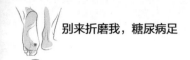

的可能。

其他抗真菌治疗，如抗真菌指甲油或外用溶液的治疗方法通常也都无效。相反，医生可能会开口服抗真菌药物，为了提高灰指／趾甲的治愈率，糖尿病患者一般比正常人需要多治疗一个疗程，严重的患者需要直接拔除指／趾甲，直到新指／趾甲长出且无感染存在。不同真菌感染类型、感染程度导致患者用药和治疗时间都不同，治疗不能保证彻底清除真菌感染，几乎一半人会复发，真菌感染并发症也可能会发生，所以患者自身必须要重视治疗后的防护工作。

在治疗灰指／趾甲的同时，应注意控制血糖，尽量将血糖控制在良好的范围内。同时应补充 B 族维生素营养末梢神经，改善末梢循环，提高手指、脚趾的抗菌能力。日常应注意手、足的护理，避免指／趾甲的损坏。

生活细节之处防灰指／趾甲

灰指／趾甲在治疗过程中除了要严格遵循治疗方案，糖尿病患者尤其是糖尿病足高危人群更应在日常生活中做好预防工作。预防灰指／趾甲要从细节方面做起，主要包括以下几个方面：

1 糖尿病患者要养成勤换鞋子的习惯，保持鞋内的干爽清洁。选购鞋子时，男士不要选择鞋底较窄、不透气的鞋子，而女士则应尽量避免尖头的、将脚趾裹得很紧的鞋子。

2 平时仔细修剪指／趾甲，保持干净以预防感染，同时避免指／趾甲周围的皮肤损伤。

3 接触到被污染的物品要彻底地洗手、洗脚。

4 洗脚后要用棉布擦干脚，尤其是趾缝之间。

5 找规范的医疗机构进行足部护理或修剪。

6 修剪指／趾甲时使用自己的工具。

7 避免在公共场所赤脚以及公共澡堂洗浴。

8 尽量不用人造指／趾甲或涂抹指／趾甲油。

如果您去修脚店或美容店修剪指／趾甲或做足部护理，一定要预先问那里的职员，护理工具是如

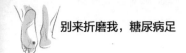
何进行消毒的？多长时间消毒一次？不消毒或者消毒不够的锉刀和指甲钳会引起真菌传染！为了自己的身体健康，请大家务必要选择正规的场所。

不可小觑的足腱鞘囊肿

当不经意间发现自己某个部位出现不明肿块时，大多数人会感到恐慌。一些糖尿病患者足部也会出现肿块，很多人就怀疑是长了恶性肿瘤，真的是这样吗？

随着糖尿病足患者数量的增多，在我们日常接诊的患者中，有足部问题的也越来越多，而这种不知名的包块是较为常见的一种。按压时，包块可在皮肤下面自由移动，光照试验阳性，一般通过足部X线检查，可最终诊断为足腱鞘囊肿。

那到底什么是足腱鞘囊肿？它与大家普遍关心的糖尿病足有没有关系呢？

腱鞘囊肿从何而来

腱鞘囊肿是一种来源于腱鞘或关节囊的液囊，装满了无色透明的胶状液体，多发于青年和中年，女性多于男性。除了发生在足部外，最常见的是手腕部背侧，其次是腕部掌面靠近拇指的一侧，也可

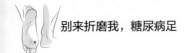

发生在手掌和手指，少数发生在膝及肘关节附近。目前多数意见认为，腱鞘囊肿是关节囊周围结缔组织因局部营养不良，发生退行性改变形成的囊肿，是常见的良性软组织肿瘤之一。腱鞘囊肿大小不同，病程中可能变大或变小，甚至可能完全消失，随后恢复。

不过，腱鞘囊肿的发生也有可能来自创伤——单次创伤或反复微小创伤。另外，过分劳损、骨关节炎等一些系统免疫疾病或感染也有可能引起腱鞘囊肿。一些职业因长期劳损关节（如货物搬运、建筑施工等需要长时间走动），都会引发或加重（足）腱鞘囊肿的病情。

足腱鞘囊肿不容小觑

治病赶早不赶晚，身体任何部位出现问题都不可大意，及早发现可以抓住最佳治疗时机。患上足腱鞘囊肿后，足部会出现明显肿块，临床上比较好辨认、诊断。如果囊肿触及了神经，该部位还会有刺痛感或灼热感；如果囊肿压迫了肌腱和关节，还可能引发钝痛或酸痛感。由于足背部长了囊肿，穿鞋子会比较困难，平时合脚的鞋，会变得磨脚甚至引发破溃。

　　需要特别提醒的是，糖尿病患者是足腱鞘囊肿的高发人群。一旦发病，千万不可小视。因为糖尿病患者容易并发足部血管和神经病变，遇到外伤，稍不留心就可能引发感染、溃疡以及坏疽，甚至最终不得不截趾／肢，并且由于糖尿病患者足部情况特殊，还会加大足腱鞘囊肿治疗的难度。反过来，足腱鞘囊肿如果不能及时治疗，糖尿病患者的足部问题也会越来越严重。所以，糖尿病患者平时一定要注意保养足部，一旦发生足腱鞘囊肿，应及时到医院就诊治疗。

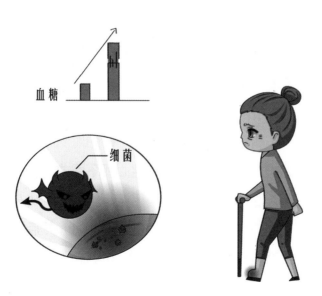

治疗足腱鞘囊肿，方法视情况而定

糖尿病患者平时要注意保护腕关节、足小关节等处，避免劳损，特别是使用足小关节活动度较多的人群，更要注意多放松，以免长期慢性损伤使滑膜腔内的滑液增多，形成囊肿。

腱鞘囊肿的治疗应该由医生进行，糖尿病患者切勿自行挤破，以防感染。治疗方法视患者情况而定，通常有以下几种：

1 用针头抽取出囊内透明的胶冻状物，再通过按压施力，将囊肿挤破，让其自行痊愈。这种方法比较简便，但是根治效果不佳，常常复发。

2 将足面向着长有囊肿一侧的对侧屈曲，比如长在足部背侧，就将足心朝下屈曲，使得囊肿表面的皮肤绷紧。再用手指推动囊肿块左右活动数分钟，使与周围的粘连解除，然后拇指用力将囊肿推向一侧挤压，听到响声后，说明囊肿已破。患者需在医生的指导下按摩囊肿之前存在的部位，以防复发。

3 　　有些囊肿的波动感不是很强，质地比较硬，如果单纯用手指挤压未必能够将其挤破。这时可以换种方法，先将囊肿外的皮肤进行消毒，然后用小号针头扎入囊肿中。穿刺成功后，拔出针头，再用拇指将囊内容物用力挤压排出，再行按摩，使囊肿消失。

　　除了按摩的方法，在排出囊内容物之后，还可以向囊腔内注射激素药物，之后用绷带加压包扎。在药物和包扎的作用下，囊壁之间会进行粘连，进而囊腔消失。对于用按摩、穿刺、药物注射难以去除的囊肿，或者是复发多次的囊肿，必要时医生会建议患者进行囊肿切除术。

预防足腱鞘囊肿，这有几招

1. 首先控制血糖

　　将血糖保持在一个较为稳定的水平，是预防糖尿病足以及其他并发症的关键因素。糖尿病患者平时除了按时服药、打胰岛素外，还要关注治疗方案的效果，服药一段时间后，应根据定期监测的血

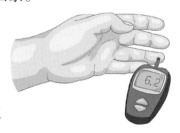

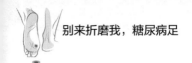

糖值判断血糖情况，必要时及时去医院复诊，调整治疗方案。

2. 每天用温水泡脚

每天用温水泡脚，缓解足部疲劳。糖尿病患者每天洗脚时，水温以不超过37℃为宜，时间不得超过20分钟。患病时间较长的患者，应让家人测试水温后再洗脚，以防痛觉减退，烫伤足部。洗完脚后要用柔软的毛巾小心擦干，并抹上含有凡士林、硅油等保湿成分的润肤露，以防止足部皮肤干裂。

3. 每天坚持做些促进足部血液循环的小锻炼

足底有许多保健穴位，适当按摩和刺激可以促进足部的血液循环。糖尿病患者可以每天晚上临睡前用手敲击脚心涌泉穴，搓揉脚趾，或者平卧床上做踩自行车的动作，来促进足部血液的循环。

4. 避免长时间的足部负重活动

需要长时间负重行走的职业，需减少徒步行走的时间，不要等踝关节产生酸痛感时还在坚持行走。休息时可做一些活动踝关节的动作，可适度左右上下旋转，使足部肌肉处于放松状态。

糖尿病患者要谨防踇外翻

在逛街买鞋子的时候，有些人会说："我的大脚趾骨头比较大，好看的鞋子都穿不了，只能买那种宽宽大大的鞋子，真不知道遗传了谁。"其实，大脚趾骨头大确实是有一定的遗传因素，但也有一部分人是由外力因素所导致的，出现这种症状，医学上称为踇外翻。

踇外翻从何而来

首先，引起踇外翻的因素有很多，约一半的患者是由遗传因素导致的，这些人群的脚特别容易形成踇外翻。

其次，长时间穿着不舒适的尖头鞋、高跟鞋或者长时间站立、行走都会加强韧带的损伤，促使发病或加快踇外翻的发展。

踇外翻是最常见的一种足部机械结构的遗传缺陷，其症状出现的时间与骨畸形的程度有关，畸形程度越大，症状出现得越早。

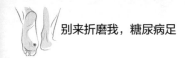
脚不美了，足病也来了

脚部变形 跚外翻是指跚趾内侧面有个骨突出。从广义看，骨突出其实已经反映前足骨结构产生了变化。随着时间的延长，骨倾斜度慢慢变大、骨突出越来越明显，因此跚外翻也被称为"大脚骨"，是足部的一种常见病，大脚骨导致脚型难看，穿鞋变形，很难买到称心如意的鞋子。

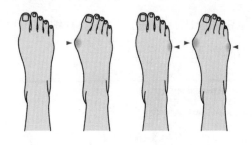

糖尿病足 内分泌科医生通过大量的数据搜集、病例佐证得出：有一部分糖尿病患者的糖尿病足是由跚外翻引发的。因为跚外翻经常会伴有跚囊炎，还常常并发胼胝、鸡眼、爪形趾以及其他脚趾畸形等，这些情况如果出现在糖尿病患者身上，由于他们的足部感知能力较差，轻微的痛感不易察觉到，如果不及时治疗，很容易发展成糖尿病足。

很多人对踇外翻的认知并不是很全面，甚至有很多人都不知道踇外翻是一种疾病，他们认为自己的脚趾天生就长这样。也有一部分人知道踇外翻是一种疾病，但根本就没重视，而是等到出现了胼胝、并趾、踇囊炎、畸形、足部疼痛时，才想去治疗。其实，踇外翻一旦形成，不经过治疗是无法彻底恢复的，即使今后只是穿平底鞋或者比较宽松的鞋子，也只是延缓它的发展速度。

踇外翻青睐这些人

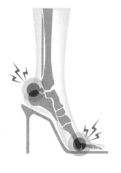

踇外翻好发于成年人，尤其是经常穿高跟鞋或者尖头鞋的女性，穿着高跟鞋或者尖头鞋会导致牵拉踇趾向外偏斜的肌肉、肌腱力量相对增强，久而久之发生踇外翻。

值得注意的是，糖尿病患者也是好发人群，糖尿病患者运动神经病变会导致足部组织变性和萎缩，再牵拉踇趾形成踇外翻；还有部分老年人，由于足内收力减弱，也会发生踇外翻；有遗传因素存在的人群在青年时就有可能会发生踇外翻。

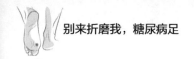

踇外翻会有哪些症状

1. 患处会有疼痛或酸痛感，长时间走路或受挤压会有发炎和红肿现象。有的踇外翻外部无明显症状，但可能会产生烧灼感，也有可能出现麻木的感觉。

2. 踇趾外翻畸形，局部疼痛，影响行走，出现踇囊炎，局部会发生溃烂、感染。

3. 踇趾外翻、旋转畸形。第二趾朝背面挤出，形成锤状趾，前足变宽。

4. 第一跖趾关节突出部皮肤增厚，甚至红肿，产生踇囊炎。

5. 第二、三跖骨头跖面皮肤因负重加大，形成胼胝。

提高警惕，严防踇外翻

踇外翻是进行性的，会随着时间的推移而逐渐加重，有些人进展得快，有些人进展得慢。一旦确诊，患者就需要根据医生制订的方案来接受正规的治疗。

1. **定期检查** 为了减少关节损伤，患者应该在医生的帮助下，定期评估和拍摄 X 线片。

2. **保守治疗** 最简单的方法就是穿前足宽大

的鞋子。同时可以定制鞋垫和垫片放在踇外翻的突出处，这样能减少痛苦，防止溃疡的发生。

> 如果在特殊场合确实需要穿高跟鞋，建议高跟鞋的鞋跟不要超过 5 厘米，穿高跟鞋时间最好不要超过 4 小时。合适高度的鞋跟（约 2 厘米）不但不会使穿着的人感到疲惫，还能使足弓更趋合理，使人的臀部前收，腹部拉紧，胸部挺起，让整个人看上去挺拔而有活力。

3. 日常矫正　患者应避免长时间的站立，晚上可佩带矫形支具，将踇趾固定于正常位置，白天可在踇趾与第 2 趾趾间嵌入一硅胶软塞。但这种方法疗效一般，不能明显阻止踇外翻畸形的发展。

4. 药物治疗　可选用非甾体抗炎药（如布洛芬）来减少疼痛和炎症。一般情况下，当关节周围充满囊液时，可选用糖皮质激素注射来治疗。条件允许的情况下，患者还可以选择一天用几次冰包冷敷，来减缓炎症和疼痛。

5. 手术治疗　如果非手术治疗已经不能缓解肿胀疼痛，且影响了日常活动时，就要考虑通过手术来治疗。医生会根据患者踇趾畸形程度、骨质情况、骨骼结构来选择合理的手术方式。

目前，治疗踇外翻的手术技术已经很成熟了，但因为每个患者的情况不同，所以术后的恢复会有所差异，甚至有很少的患者术后还会复发。

为了将手术后的复发率降到最低，在踇外翻手术后患者需要得到一段时间的特殊护理。一般说来，术后当天由于局部血管的损伤，患者不宜开始锻炼踇趾；24 小时后，可以适当地进行踇趾和踝关节的锻炼。这么做一方面可以促进截骨部位的愈合，另一方面可以避免术后粘连引起功能障碍。如果术后 3～4 天内，出现伤口疼痛的症状，千万不能简单地认为是伤口愈合的必然过程，应及时告知医生，以排除伤口感染的可能。

手术后，患者在穿鞋方面必须要多加注意，千万不能以为愈合好就无后顾之忧了。特别是在选择鞋子的时候，女性要避免穿尖头或鞋底较窄的鞋子，不能为了"漂亮"而委屈了自己的脚。只要护理得当，恢复后避免长时间的站立、行走，踇外翻一般是不会再复发的。

多学多益

发生蹬囊炎后该怎么办

根据患者蹬囊炎的严重程度来制订不同的治疗方案。

1. 换鞋 穿宽松、舒适的鞋子，为脚趾提供足够的空间。

2. 填充和固定 把垫片填充在鞋内，以帮助均匀分布压力，当脚活动时，可减轻不适症状和预防蹬囊炎的恶化。此外，医生可以帮助把脚固定在正常位置，这样可以减轻蹬囊肿承受的压力，缓解疼痛。

3. 药物 对乙酰氨基酚、布洛芬和萘普生可以帮助控制蹬囊炎疼痛。

4. 冰敷 蹬囊炎冰敷后，可以帮助减轻疼痛和炎症。

如果保守治疗不能缓解蹬囊炎症状，可能需要手术。当然，由于糖尿病患者的特殊性，蹬囊炎患者是否进行手术治疗，需要请专科医生评估，治疗方案既要能有效预防蹬囊炎导致足溃疡的可能，又要评估患者是否具备手术指征（如足畸形的程度、下肢血管情况是否足够支持手术治疗等）。

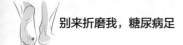

有锤状趾就要告别高跟鞋

什么叫锤状趾？顾名思义即足趾看起来像锤子，多数人的主要症状为跖趾关节肿胀、疼痛、关节不稳定，疼痛的部位可在趾背也可在趾腹末端，这种不正常弯曲能使趾头在鞋内的压力增加，引起溃疡。早期轻度畸形，后期逐渐加重，趾头越来越弯曲而僵硬，直至非手术治疗不能缓解症状。这种情况常发生在穿高跟鞋或窄头鞋的女性人群中。对于糖尿病患者来说，足底感觉存在障碍，若有伤口易感染导致溃疡，长时间不愈合，更严重的时候需要截趾甚至截肢。

锤状趾从何而来

锤状趾最常见的原因是肌肉不平衡导致韧带和肌腱不自然收缩，使得关节向下屈曲，最后脚趾头弯曲成く字形，这种不平衡是由于以下原因所致：

• 所穿的鞋不合适，如高跟尖头鞋内部空间太小时，锤状趾加重；

- 趾头太长；
- 肌腱损伤，如骨筋膜室综合征；
- 高弓足、扁平足、踝关节下垂；
- 糖尿病或中风患者并发的神经损伤和功能失调；
- 相邻畸形脚趾的挤压，如踇趾外翻挤压第2趾；
- 类风湿关节炎；
- 神经肌肉疾病：脑瘫、小儿麻痹后遗症；
- 家族遗传。

锤状趾会有哪些症状

患锤状趾的患者，穿鞋时足趾会感到疼痛和刺激，很容易在两趾之间或趾腹形成鸡眼和老茧（皮肤增厚）；跖骨头容易下沉，会引起跖骨头跖侧形成痛性胼胝；跖趾关节也较易脱位。还有的患者足部会有炎症表现，如发红或烧灼感，有时还会有趾

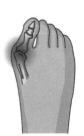
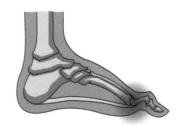

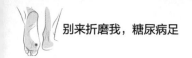

头痉挛的症状出现。部分病情严重的还会产生开放性伤口，如距骨头背侧软骨损伤，可能会造成距骨头缺血坏死，甚至形成骨性关节炎。

治疗有两种，定夺在医生

临床中，锤状趾很容易诊断。医生会检查就诊者足趾有无挛缩，并用 X 线评估畸形的角度。锤状趾是无法自愈的，通常会越来越严重，但不是所有的患者都这样，进展快慢因人而异，医生将会根据锤状趾严重性和综合情况选择治疗方案。

• 非手术治疗

如果患者的足部情况较为稳定，医生会建议：

1. **换空间大、更舒服的鞋子** 低跟、宽头、趾头部位是弹性面料的鞋最好，鞋跟不超过 2 厘米，在趾头最前端和鞋尖之间约有半英寸（1.67 厘米）的间距。

2. **定做矫形鞋垫或鞋内垫片** 能使足部压力重新分布，帮助控制肌肉／肌腱的不平衡，减轻锤状趾的压力和疼痛。

3. **使用夹板或捆扎** 夹板或小胶带能矫正弯曲趾头。

4. **药物** 口服非甾体类消炎药物（NSAIDs）。

5. 注射糖皮质激素　能缓解疼痛和炎症。

6. 足趾运动　将薄毛巾铺在地面上，做足趾拉伸运动。

● 手术治疗

医生会根据患者受累趾头的数量、畸形程度、年龄、活动水平和其他一些因素来选择手术方式。手术的过程不同，恢复期也不同。

1. 锤状趾变得僵硬和疼痛，保守治疗又失败，则可以通过手术来松解肌腱，甚至切除部分骨质以拉直足趾。

2. 有开放性伤口时，需要进行手术治疗。（特别注意患者是否同时合并有踇外翻或其他足畸形。）

防锤状趾，先要穿对鞋

锤状趾部分是可以预防的，如果鞋具合适，能避免很多足踝问题。最合适的买鞋时间应该是在晚上，通常情况下，我们的脚在早晨时最小，经过一天的活动，晚上脚会变肿、变大，所以为了鞋子能够适应不同时段的脚，应尽量选择在晚上买鞋子。随着年龄的变化，鞋子的尺码要适时调整，尤其是宽度，可以请修鞋店的师傅拉伸鞋面，使得较紧的部位有所延展。

另外，对于职业女性来说，穿高跟鞋是件很平常的事，因为高跟鞋不仅可以增加身高，还可以令穿着者挺胸收腹，使人体曲线更优美。如因社交、礼仪、演出等特定场合有必要穿高跟鞋，活动结束后要及时更换；回到家中或在办公室长时间坐着操作电脑等时间段可灵活更换轻便、休闲的鞋子；睡觉前可用温水泡脚，做腰背体操，按摩足部和腰背部，以减少因穿高跟鞋引起的不适。如果锤状趾的症状已经影响到正常的生活，那就需要到医院在医生的指导下接受正规的治疗，千万不要轻易相信网络上的小偏方和小窍门。

最后，特别提醒广大糖尿病患者，锤状趾是一种极为常见的导致糖尿病足溃疡的足部问题，需要引起高度重视！

多学多益

在面对因锤状趾导致的鸡眼和老茧时，患者应避免使用非处方的药膏或贴剂，因为其中很多含有能引起严重皮肤刺激的酸性物质，是有害的，选用药物前最好先咨询医生。且患者不可自行修剪锤状趾部位的老茧或鸡眼，尤其是糖尿病患者或下肢血运差的患者！因为会形成伤口，且伤口不容易愈合，极其容易被感染。

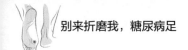

鸡眼和老茧
别再傻傻分不清

常人长鸡眼和老茧往往并不会引起重视，大多数是影响到正常行走时才会寻求治疗。但对于糖尿病患者来说，脚上的鸡眼、老茧非常危险，如果任之不处理，就会有鸡眼和老茧下的组织被压迫出血，形成溃疡的可能，如果合并感染，则糖尿病足就无法避免地发生了。

鸡眼、老茧从何而来

糖尿病患者常因为外周神经病变，导致足畸形，如锤状趾，弯曲趾的顶端会因为与鞋摩擦产生鸡眼。鸡眼通常发生在足部非承重部位，如趾头顶端和侧面以及趾间。

脚部还有一种经常会与鸡眼混淆的疾病，那就是老茧。老茧又称胼胝，是皮肤硬化、变厚以保护患者免受摩擦和压力的一种现象，呈蜡黄色，质硬而稍透明，边界不清，中央较厚、边缘较薄。最常产生部位是在足部承重部位（尤其足跟或前足底）、手掌和手指。老茧大小、形状不同，会影响美观，但很少疼痛，常比鸡眼大。糖尿病患者常因周围神经病变，导致足畸形，足底压力异常，最终形成老茧。

鸡眼和老茧都会因为压力和反复摩擦而逐渐增大。这些压力和摩擦的来源包括：

• 不合适的鞋：过紧、过小的鞋会导致足部受挤压；太松的鞋会导致足在鞋缝隙或缝线处反复摩擦。

• 不合适的袜子：穿鞋不穿袜子会导致足部摩擦；有些束缚感太强或穿着打滑的袜子也可能会导致老茧和鸡眼的形成。

如何辨别老茧和鸡眼

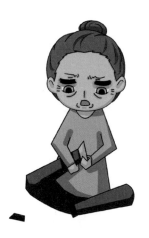
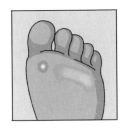

通常，老茧多出现在足底承重区，表现为局部皮肤变厚、粗糙、硬化、凸起，当皮肤下压时会有疼痛感，且皮肤变得非常干燥、角化明显以及质地坚硬，有的患者还会出现蜡质片状皮肤。老茧单发或多发的情况都有，一般以单发居多，行走时会有疼痛感。

鸡眼多在趾间或趾端非承重区，有一个坚硬中心，损伤呈增厚性圆形，有时呈干性、蜡状、半透明，外形很像玉米粒。鸡眼比老茧小，受压时疼痛更明显。很多需要经常行走或长久站立的人，患鸡眼的概率很高。鸡眼是我们生活当中最为常见的一种皮肤疾病，常常会给患者造成困扰，并带来一定的痛苦，影响到正常的生活和工作。

鸡眼老茧治疗有方

鸡眼或老茧没有影响到生活或工作需要时，患者一般不会选择就医，但发生部位非常疼痛或有感染时，则会立即接受治疗。

治疗过程中，医生会仔检查患者的足部，排除其他皮肤增厚的原因（如疣和囊肿）并安排做 X 线，这样有助于寻找导致鸡眼或老茧的病因。

如果鸡眼或老茧持续存在且疼痛，则需要找专

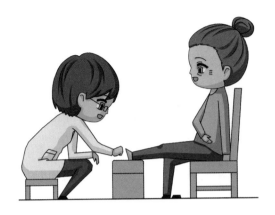

科医生来帮助缓解不适：

1. **修剪多余皮肤** 医生能用手术刀削薄增厚的皮肤或清除大鸡眼。患者，尤其是糖尿病患者千万不要自行处理！可能会引起严重感染。

2. **激光灼烧** 激光主要是高温烧死构成鸡眼的细胞，可能会伤及到正常的皮肤。

3. **鸡眼挖除术** 方法多用尖头手术刀沿角质肥厚边缘处作环形切口，用有齿镊子夹住，在透明带上层，进行剥离，将鸡眼挖出。挖出后至少有2个月不会疼痛和不复发。若复发可再挖，一般1~2次，个别患者5~6次均可痊愈。上述挖除法可结合外敷法合并治疗。

4. **药物降低感染风险** 医生会建议使用抗生素软膏以降低感染风险。

5. **鞋具** 如果你有足畸形，则应该使用定制

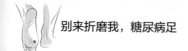

软鞋垫（矫形）来防止鸡眼或老茧复发。同时建议穿宽松的鞋子、纯棉的袜子，不要光脚穿鞋，经常热水泡脚，基本就可以解决复发问题。

6. 外科手术 罕见情况下，可以手术矫正骨位置，以避免摩擦。

如果有糖尿病或其他会引起下肢血流不畅的疾病时，患者在自己处理鸡眼或老茧前，一定要咨询专业的医生。如果没有这些潜在健康问题，则可尝试以下建议：

1. 使用非处方足垫片 用垫片保护鸡眼或老茧处。小心使用非处方的药水或鸡眼膏，这些药品含有水杨酸，可刺激健康皮肤，导致感染，特别是下肢血流不畅的患者更应小心使用。

2. 浸泡足部 用温暖的肥皂水浸泡，能软化鸡眼和老茧，使鸡眼和老茧更易去除。

3. 削薄增厚的皮肤 洗完澡后，用浮石、指甲锉、金刚砂板或干毛巾擦拭鸡眼、老茧，去除表层坚硬皮肤。不要使用尖锐的物体来修剪皮肤！如果患者有糖尿病，因感染风险较高，则不能用浮石，使用其他器物时也应提前做好消毒处理。

4. 保持皮肤湿润 用护肤保湿品涂抹患处，让皮肤柔软。

5. 穿舒适的鞋袜 穿合脚的气垫鞋和袜子，一直到鸡眼或老茧消失，这种鞋的鞋垫往往需要到专业医疗机构定制。

最后，要提醒广大糖尿病患者，鸡眼与老茧不会传染，只是鸡眼与老茧看起来有些类似，许多患者在不了解两者区别的情况下，自行判断病情后盲目用药，这不仅达不到治疗的效果，严重者还将导致病情加重。所以患者应在咨询相关医生后进行治疗，尤其是糖尿病患者，更要注意足部的保护，以防糖尿病足的发生。

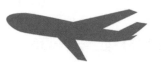

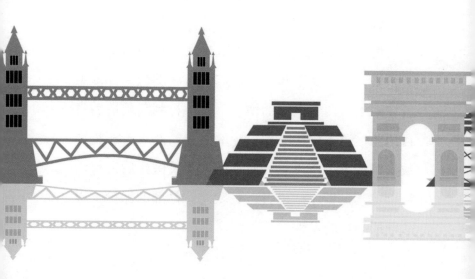

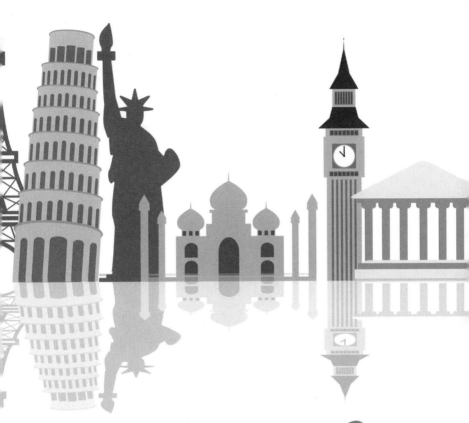

第 *3* 章

别让糖尿病足
牵绊住你的生活

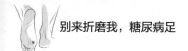

不能正常运动的元凶
——足底筋膜炎

内分泌科医生在日常工作中，常常会叮嘱糖尿病足患者"适当运动，有助于控制好血糖，利于足病恢复"。但实际上，在足病已经治愈，没有明显感染、溃疡的情况下，仍有很多患者因足跟疼痛而难以进行正常的运动。这种疼痛除了让他们活动受限以外，日常生活甚至也会受到影响。很多人会怀疑是不是糖尿病足落下了"病根"？

揪出元凶——足底筋膜炎

其实糖尿病足真不能背这个锅，临床上导致足跟疼痛最常见的病因是足底筋膜炎，如果同时有骨刺存在，则可统称为骨刺综合征。

正常情况下，足底筋膜像减震的弓弦一样，支撑着足弓。如果弓弦的压力太大，足底筋膜会有小的撕裂伤，反复拉伸和撕裂则会引起疼痛及炎症。这种炎症贯穿足底，是一种把足趾和跟骨连接起来的带状组织炎症。通常早晨起床走第一步时刺痛明显，活动后疼痛会明显减轻。如果长时间站立或久坐后突然站起，疼痛会再次加重。多见于跑步、超重，或穿不合适鞋子的人群。足底筋膜炎常见症状有足跟疼痛、足弓疼痛、足跟上抬时疼痛加重，疼痛可持续数月。导致足底筋膜炎最常见的原因是足部结构缺陷，如高足弓或扁平足，甚至不正常的走路方式，都会导致体重分布异常，使得站立位时足底筋膜的压力增加。

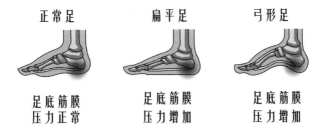

发生足底筋膜炎的其他因素还包括：

年龄：最易发生的年龄在 40～60 岁。

运动类型：如长跑、芭蕾舞、健美操等运动会增加足跟和筋膜组织的压力。

肥胖：过重的体重使得足底筋膜承受压力太大。

职业：工厂工人、教师或从事其他一直要走动或站立工作的人，会有足底筋膜的损伤。

足底筋膜炎可能导致慢性足跟疼痛，进而妨碍正常生活。对糖尿病患者来说，足跟疼痛又会阻止正常的运动锻炼，不利于控制血糖，也不利于对糖尿病足预后的判断。所以，一旦发生足跟疼痛，一定要重视起来，如果是由于足底筋膜炎导致，且症状不严重的时候，通过改变不正常的走路方式就能使筋膜疼痛减轻，如果症状严重建议立即就医。

有备而来，促成诊疗有效沟通

发生足跟疼痛，可以到医院就诊。为方便在较短的时间内和医生进行充分有效的沟通，最好做些准备工作，以下几个方面建议糖尿病患者就医前提前想一想，如：

• 突出的症状表现有哪些？疼痛发生是否有特别的时间点？除了脚，还有哪些部位疼痛？什么情况能使疼痛减轻？

• 是否有家族病史，脚有没有受过伤？

• 通常穿什么样的鞋子？

• 经常跑步或进行使足部负重的类似运动吗？

• 正在使用的药物和营养品有哪些？

• 日常如何预防和护理？

多种方法治疗足跟疼痛

通过询问病史和做一些必要的检查，往往就可诊断足跟疼痛的原因。比如医生会检查患者脚的压痛点，因为疼痛的位置能帮助确定病因；偶尔会建议做 X 线或 MRI（磁共振）检查，以排除导致足跟疼痛的其他原因，如压力性骨折、神经受压或跟骨上有骨刺（骨刺引起的足跟疼痛可通过手术缓解，不过许多有骨刺的人足跟并不疼痛，因人而异）。

保守治疗

1. 遵医嘱服用止痛药。医生会根据患者疼痛的程度开一些止痛药，可以缓解足底筋膜炎相关的疼痛和炎症。

2. 伸展和强化运动，或使用特殊的设备，包括：

• 理疗，理疗师能引导患者做一系列的足底筋膜和跟腱舒展运动、下肢肌肉强化运动，这能帮助稳定踝关节和足跟，或使用运动胶带来支持足底。

• 用夹板，夹板能在睡觉时帮助患者拉伸小腿和足弓，有助于足底筋膜的拉伸。

• 矫形器具，医生会建议患者使用现成的足跟杯、鞋垫，或特别定制足弓支撑器具，以使患者的足底压力均匀。

3. 适当减少走动。

手术或其他治疗方法

1. **激素注射**　能临时缓解疼痛。不建议多次注射，因为无痛情况下，足底筋膜炎仍在加重，当跟骨上的脂肪垫收缩时甚至会使筋膜断裂。

2. **体外超声波治疗**　超声波直接作用于足跟疼痛的区域，促使筋膜愈合，通常在其他保守治疗无效时使用。副作用有肿胀、疼痛、麻木或刺痛，且治疗效果也不是很理想。

3. **手术**　很少有人会需要通过手术把足底筋膜与足跟分离开，只是在疼痛非常严重，其他治疗方法无效时才被考虑。副作用是足弓支撑会减弱。

生活方式调整

1. 保持健康的体重，能使足底筋膜承受的压力减小。

2. 选择有支撑的鞋，避免穿高跟鞋，应穿低到中跟、足弓支撑好、减震效果好的鞋子为宜。

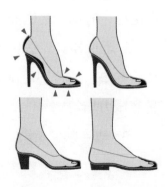

3. 不要光脚，尤其是在坚硬地面上行走时，光

脚会加重对足底的压力。

4. 不要穿破旧的运动鞋，在鞋不能支撑你的足弓压力之前，赶紧换掉！如果每天坚持跑步或行走，建议每 3.5 个月左右要更换一双新运动鞋。

5. 改变运动类型，尝试低冲击的运动，如游泳和骑自行车等，而不是步行或慢跑。

6. 运用冰块

• 冰块冷敷：运动后将用布包裹的冰块放在疼痛区域，每次 15 ~ 20 分钟，每天 3 ~ 4 次；

• 冰块按摩：将塑料杯里装满水冷冻，然后在不舒服的部位滚动按摩 5 ~ 7 分钟，能减轻疼痛和炎症。

长期护理

不管用什么样的治疗方式都要记住，足底筋膜炎的病因仍然存在，需要持续加以关注。穿有支撑的鞋，适当做拉伸运动，使用专门定制的鞋垫等，都是需要长期去做的事情。

多学多益

有轻微足跟疼痛的患者（严重糖尿病足患者除外）都应适当走走，因为运动可以改善下肢与脚部的血液循环，但应特别注意对脚的保护与护理。选择合适的鞋，每次运动前，注意检查鞋内有无异物，鞋内有无破损，不能穿有破损或经过修理的鞋。运动后要仔细检查足部有无红肿或受压的痕迹，如果有，说明鞋可能不合适。一旦发现有皮肤破损，应及时到医院就诊。有足畸形或足肿胀的患者，步行以散步的方式为宜，不宜速度过快、强度过大，有足跟疼痛的患者应及时找出疼痛原因，尽早治疗。

糖友小心运动伤演变成糖尿病足

我们都知道运动有利于糖尿病患者改善血糖、增加胰岛素敏感性、促进脂肪消耗、改善心肺功能、增强社会适应能力、促进心理健康。有研究显示：坚持规律运动 12～14 年的糖尿病患者死亡率显著降低。但是，糖尿病患者如果不注意运动方法，很容易陷入一些误区，从而造成严重的后果。

运动伤不可不防

对于长期从事高强度体育锻炼的糖尿病患者来说，更加要注意运动伤带来的危害。有些糖尿病患者年轻的时候是长跑或短跑运动员或是爱好者，长期高强度的训练难免会留下运动伤，这可能会导致膝关节损伤和关节退行性改变、足部压力偏移以及行走步态变化等问题。这类糖友若是长期血糖控制不佳，将大大增加患上糖尿病足的概率，属于糖尿病足的高危人群。

此外，运动伤还会使得足部骨组织异常，造成

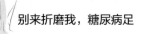
足底压力增高，长时间行走摩擦后容易形成鸡眼、老茧，也是发生糖尿病足的高危因素。如果患者不知道自身患有糖尿病，没有及时去医院检查，在持续高血糖的状态下，伤口长期不愈合，也会在一定程度上加重运动伤，演变为糖尿病足。

一些患者急于降糖，错误地认为剧烈运动可以多消耗能量，达到控制血糖和减肥的目的，这种认识是片面的。如果运动过度，非但起不了治疗作用，还会造成软组织和关节损伤、视网膜出血等，如果引起急性并发症还可能有生命危险。

合理运动，谨防病足

糖尿病患者运动要讲究"四不"原则，防止运动对自身造成的伤害，从而加重病情。

不运动

当糖尿病患者出现以下情况时，不宜运动。

1. 高血糖，血糖 > 14 ~ 16 毫摩尔 / 升或血糖波动较大。

2. 明显的低血糖症状，如激动不安、饥饿、出汗、心动过速、收缩压升高、舒张压降低、震颤、一过性黑蒙、意识障碍，甚至昏迷。

3. 合并各种急性感染，尤其是足部伤口感染严重时。

4. 合并糖尿病急性并发症。

5. 严重糖尿病肾病。

6. 严重糖尿病足，如出现溃疡、坏疽等。

7. 严重眼底病变，如视网膜出血。

8. 伴有心功能不全、心律失常，且活动后加重。

9. 新近发生的血栓。

10. 高血压未被控制。

不剧烈

糖友患病超过 10 年和（或）患有其他不适合剧烈运动的疾病如哮喘、贫血等，需与医生商量，经医生检查后才可进行运动。可以选择步行、慢跑、打太极拳、游泳等有氧运动，不要选择长跑、踢球等高强度的无氧运动。一般感觉周身发热、微微出汗为宜，不要一味追求大的运动量，以免发生意外。

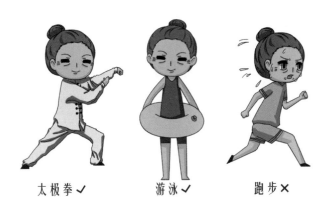

太极拳 ✓　　　游泳 ✓　　　跑步 ✗

不着急

糖尿病患者运动十分有讲究，要注意从静止到运动，身体需要逐步适应，根据个人体质、年龄情况选择适宜的运动方式和适当的运动量。有些老人爱饭后散步，但切忌操之过急，应在餐后 30 分钟至 1 小时再出门散步。用心率来衡量运动量是比较简单的方法，比较适宜的运动时心率为"170 减去年龄"，例如 60 岁的患者，运动心率控制在每分钟 110 次，运动频率为每周 3 ~ 5 次，每次 30 ~ 60 分钟。

不空腹

需要特别注意的是糖尿病患者不宜空腹锻炼。空腹锻炼极易诱发低血糖，甚至引起低血糖昏迷。如果糖尿病患者当天运动量比平时大，一定要注意监测血糖和准备些含糖的食物，可随身携带糖果和饼干，以防发生低血糖。独自出门锻炼要随身携带急救卡，以便应急情况下寻求帮助。

最后，运动要选择合脚的运动鞋和棉袜，运动前、中、后注意饮水，运动后仔细检查双脚，发现红肿、青紫、水泡、血泡、感染等应及时处理，以免引发糖尿病足等并发症。

糖尿病足患者旅行不能说走就走

在节假日的时候，很多人会选择和家人一起出行游玩，放松身心。而糖尿病足高风险患者往往因为害怕旅程中出现血糖大幅波动，或是足部出现损伤而不敢外出旅行。其实，只要做好充分准备，部分糖尿病足高风险患者也可以适度出行，这样既能帮助增强体能，尤其是心肺功能，改善血脂代谢，预防并发症等，又能和家人一起感受旅行的快乐。

出行有计划，健康有保障

对于糖尿病患者来说，在制订户外出行计划之前，应先到医院进行血糖及相关并发症的检查，由

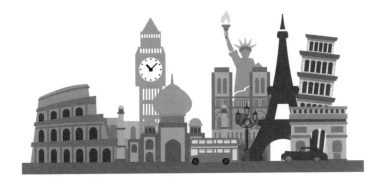

主治医生判断当下身体状况是否适宜出行。如果检查结果显示血糖控制状况不佳或存在足部感染等情况，一定不要执意出行，旅途难免会舟车劳顿，导致病情加重。如果经医生判断可以适度游玩，这时患者不能光顾着玩乐，一些必要的出行注意事项还是要牢记的。

1. 外出物品要备好

首先，出行前一般需要准备以下物品：

- 充足的降糖药物
- 血糖仪、采血针、试纸
- 充足的胰岛素和针头
- 其他常用药物
- 病情卡
- 适合的便携食物，如无糖压缩饼干
- 糖果和含糖饮料
- 消毒棉球和创可贴
- 驱蚊水
- 车载冰箱

2. 行车前自我检测血糖

选择自驾游的糖友，开车一定要预防低血糖的发生。驾驶前检测一下血糖，出现低血糖时，会使司机处理紧急情况的能力迅速下降，建议糖友驾驶前（特别是上高速前）检测一下血糖。当血糖在 7～10毫摩尔/升时，驾驶比较安全；血糖在 6毫摩尔/升以下时，需要及时补充食物；血糖低于4毫摩尔/升时，驾驶的可控性可能会变差，此时不建议开车。一旦出现低血糖症状（心慌、力气不足、疲倦、反应迟钝、出虚汗、手指发抖、眼前容易发黑等）应立即寻找安全地点靠边停车。车中备些食物，如糖果、糕点等，以便出现低血糖时及时纠正。

需要特别注意的是，对于经常发生低血糖及有严重并发症的糖友来说，也要谨慎驾驶，建议最好不开车。

3. 足部保护不能少

糖尿病足高风险患者除了血糖控制不佳外，下肢血管状况也往往不太理想，足部较为脆弱，一旦磨破发生溃疡将会很难愈合。而外出旅游时，运动量和行走量会比平时增多，这类糖尿病患者尤其要注意保护双脚，防止足部溃疡。这时候，选择一双适合自己的鞋子就显得尤为重要。

除此之外，糖尿病患者在每次穿鞋前还应该养成检查鞋子的习惯。要仔细查看鞋内有无石子、沙砾等异物，尤其从郊外等地回来，鞋子容易携带沙

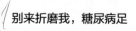

砾，一定要仔细磕打倾倒，把最小的颗粒也清除干净，以免磨损双脚。

因为糖尿病患者下肢血管容易发生动脉硬化，而下肢神经病变使血管的运动能力相对减弱，局部组织的抵抗力也随之下降，即使是很微小的创伤，如鞋对脚部的挤压、袜子线头对脚的摩擦都可能造成皮肤损伤，导致感染。

4. 避免久坐不动

糖尿病患者在旅途中应避免长时间坐着不动。久坐不动会使得血液流动缓慢，加重下肢动脉供血不足的情况。车内空间狭小，下肢无法伸展开，所以糖尿病患者应该隔几分钟就抬抬腿，做"踩刹车"动作。如果不堵车，经过服务区时要下车走动走动。

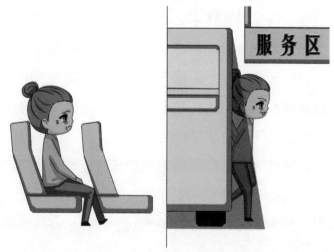

5. 不可长时间憋尿

另外，选择自驾游的朋友，经常会遇到离服务区很远却想上厕所的情况，若碰上堵车等待的时间就更长了。糖尿病患者尤其要注意，长时间憋尿会加大尿路感染的风险。所以在出发前，应准备好应急尿袋，以防遇上堵车而无法及时解决个人问题。

6. 防晒、防蚊虫咬

如果患者选择夏天出行，还要特别注意防晒。由于皮肤整天暴露在太阳底下，很容易晒伤。糖尿病患者的皮肤比常人更加敏感，晒伤易导致皮肤感染、坏死，因此一定要做好防晒工作，特别是长时间在室外的时候。同时夏天蚊虫较多，一定要备好驱蚊物品，以免咬伤处理不及时并发感染。

多学多益

选择出行鞋子你要掌握这些技巧

糖尿病患者应选择前脚掌宽松，鞋号要比脚的实际长度大半号的鞋子。鞋的宽度要适宜，脚部最宽部位要与鞋的最宽部位吻合，脚趾前端也要留出足够的空间，还要确保选择的鞋子内层材料柔软，不挤脚。

一般糖尿病患者存在前足畸形，如蹈外翻、锤状趾等，适合选用圆头或半圆头的鞋子，尽量避免穿尖头鞋、高跟鞋。鞋面要柔软、透气，线头或接缝尽量少。糖尿病患者的脚部肿胀是常有的症状，足趾及足背应有充足的空间，可以选用系带或有粘扣等可以调节肥瘦的鞋以适应脚部水肿和变形。

再次，需要摸一下鞋子的软硬度和弯折部位。鞋的后帮要有一定的硬度，适当限制距下关节的活动，加强足的稳定性，减少疼痛。鞋底要有一定缓冲能力，过软或过硬都不合适。过软会容易变形，过硬缓冲地面冲击能力差，两种情况都会加重足部疼痛。鞋子弯折的地方要与跖趾关节尽量一致。

如果患者足部做了截趾手术，或者有溃疡，需要到专业机构选择矫形鞋垫或矫形鞋，以有效分散足底压力，加快溃疡的愈合（当然这种情况的患者平时进行适度的运动即可，不建议再有活动量较大的户外旅行。）

与广场舞不说再见

近两年，广场舞在各个城市的大街小巷风靡，中老年人成为跳广场舞的主力军，他们中有很多都是糖尿病患者。对糖尿病患者来说，适量运动可以减轻体重，帮助控制血糖、降低血压和血脂以及促进血液循环。通常医生会建议患者在身体条件允许的情况下，每天坚持适量运动，广场舞就成了很多中老年患者的不二选择，但糖尿病患者跳广场舞是否会导致或加重糖尿病足呢？

一般来讲，有神经病变的足部一般情况下是不会产生自发性溃疡的，但当足部不敏感与外在因素（赤脚走路、踩到尖锐物或穿不合脚的鞋子）相叠加时，往往会导致溃疡。所以，跳广场舞常常会引发或加重糖尿病足，这主要有以下两方面原因：

穿鞋不讲究

现实生活中，大多数中老年人在选择鞋子时都不太讲究，跳广场舞时穿得最多的就是平底布鞋、皮鞋、子女淘汰的运动鞋等，一旦这类糖尿病患者

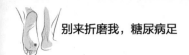

出现外周自主神经病变和（或）外周血管病变，即便在跳舞过程中足部被不合适的鞋子磨出水泡或伤口，也会因为感觉异常而无法及时发现伤口。外伤稍不注意就会引起感染，这是很容易被忽略的一个糖尿病足发生因素。虽然外伤并不属于糖尿病足的直接诱因，但却是足病发展的催化剂，能加速病变进程。

噪音有影响

跳广场舞除了会增加糖尿病患者发生糖尿病足的概率，还会影响到血糖的控制情况。广场舞有一个其他运动都没有的弊端，那就是噪音。相关研究表明，当人处在噪音环境中时，血脂、血糖水平都会增高。通常情况下，跳广场舞时的音乐声都比较

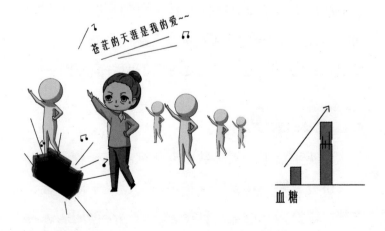

大，而且很多音乐节奏感非常强，这对于糖尿病患者是非常不利的，他们的血糖会随着噪音的强弱而出现异常。

与广场舞不说再见

医生通常不建议糖尿病患者频繁地跳广场舞。但作为大众化的健身娱乐项目，广场舞深受人们喜爱，既可以锻炼身体，还能调节心情。糖尿病患者也没必要克制自己的喜好，在身体条件允许的情况下，可以适当地跳一跳，但要注意以下几点：

1. 运动时间不宜过长

广场舞由于节奏感强、参与人员众多，通常持续时间较长。而糖尿病患者一定要控制好时间，长时间保持运动兴奋会使心脏处在超负荷状态，造成心脏功能衰退，不仅没有起到锻炼效果，对身体的健康也是不利的。

建议运动的总时间不超过 60 分钟，并合理分配：跳广场舞之前要先做 5 ~ 10 分钟热身运动，比如简单的肌肉和韧带拉伸；跳舞的时间安排 40 分钟为宜（冬季应适当缩短 10 分钟左右），强度以轻度出汗为宜；结束后应慢慢地走 10 分钟，不要立即回家休息，因为运动时大量血液聚集在四肢肌肉

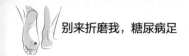

组织中，突然停止运动，血液不能很快回到心脏而产生暂时性脑缺血，会引起头晕、恶心甚至虚脱等不适症状。待呼吸、心跳等恢复正常后稍作休息再返回家中。

2. 选择适合自己的动作

随着年龄的增长，患糖尿病时间较长的中老年患者，自身逐渐出现韧带弹性下降，关节活动不灵敏等状况，因此跳舞过程中应避免大幅度扭颈、转腰、转髋、下腰等动作，以防跌倒，发生关节、肌肉损伤，甚至骨折。同时也应避免大幅度的跳跃、跺脚等动作，避免给足部产生过大压力，或是加重已有的溃疡创面。

3. 服装选择有讲究

糖尿病患者跳舞时尽量穿吸汗的棉质衣服，气温不是很高时最好带件外套，以防出汗后着凉。鞋子应选择鞋底柔软且合脚的气垫鞋、运动鞋，不要穿皮鞋、高跟鞋、鞋底硬的休闲鞋或平底布鞋，以防足部受伤。

4. 活动场地确保安全

要察看进行运动的场地，地面要平整，没有石子、玻璃碎片以及带刺的藤蔓，以免划伤足部。最好选择铺有橡胶的运动场所，这样在运动过程中能产生适度的弹性及反弹力，可减少体力的消耗，同时能够吸收脚部冲击力，减少运动伤害。

5. 随身携带糖果

跳广场舞时，糖尿病患者体能消耗较大，极有可能出现低血糖，因此，出门运动前应在口袋里放一点巧克力、水果糖等，一旦出现头晕、手颤、出虚汗等状况时，立即进食纠正。必要时告诉周围的舞伴自己有糖尿病，如出现晕厥现象，请他们及时帮你拿出糖果等。

6. 选择合适的环境与音乐

糖尿病患者在跳广场舞的时候要选择比较清静的环境，音响的声音也要尽量调小一点，但是要照顾其他舞伴的感受，建议糖尿病患者与相熟的糖友们单独找一块空地播放专属糖友们的广场舞音乐，选择相对舒缓的音乐跳广场舞，这样自己既能享受舞蹈的乐趣，又不会因自身对音乐要求的特殊性而影响到其他舞伴。

防糖足，生活中要注意这些细节

　　对于刚患上糖尿病足的患者来说，可能再也不会肆无忌惮地"旋转、跳跃不停歇了"，每天小心谨慎地注意足部的变化，甚至有一点小小的破溃都会神经兮兮地跑到医院问医生，是不是有截肢的风险。其实完全没有必要这样，只要在日常生活中，糖友学会自我管理控制血糖，注意生活中的一些小细节，健康、积极地生活，糖尿病足也不会那么容易就找上门来。

衣、食、住、行防病足

1. 拒绝紧身衣袜

　　神经和血管病变是导致糖尿病足发生的重要原因，糖友皮肤感染的风险也比正常人高。紧身的衣物或许更加美观，但是对血液的流通的确是个极大的束缚，因此，糖友穿衣可不能太紧，尽量穿舒适、宽松的衣服。

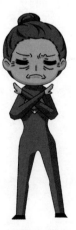

紧身衣 ✕

另外，糖友的袜子非常关键，袜口如果很紧，不利于脚部的血液流通。时间久了，便会引起足部肿胀、发凉、腿脚麻木无力，进而引起行走不便。建议糖友选择袜口弹力大，且稍微宽松的白色棉袜。

2. 选鞋需精挑细选

糖尿病患者不能像普通人一样根据自己的喜好随意穿高跟鞋，主要是为防止糖尿病足的发生。通常情况下，多数人足部受伤不能像手部受伤时那样敏感，糖尿病患者更是这样。磨破脚后往往很迟才会发现，如果不能及时处理伤口，对于糖尿病患者来说是十分危险的，一旦发生感染，可能导致足部病变，甚至有截趾 / 肢的危险。

糖友选鞋需精挑细选，"四看一摸"原则要掌握。

"四看"

看鞋面：要挑柔软、材料透气的。

看鞋底厚不厚：厚底鞋能分散脚底所受的力，减少脚变形的概率。

看鞋型宽不宽：如果鞋的前部空间不宽敞，太窄、太尖都容易磨破脚趾。

看鞋帮高度：如鞋帮过高，会摩擦脚

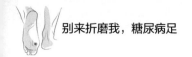

踝，容易导致皮肤破损引起破溃。

"一摸"是指挑鞋时首先要把手伸进鞋里摸一摸，特别是那些眼睛看不到的地方，以免有突出的线头或接缝伤到脚。

糖尿病患者可以选择质量较好的运动鞋和休闲鞋，圆鞋头的系带鞋是比较理想的选择。鞋面的材质除柔软透气以外，最好是真皮或者布料的，鞋底厚度合适且软硬适中。不要选择用塑料或者其他合成材料制成的鞋子。夏天到了，尤其注意不要穿拖鞋、露脚趾鞋或洞洞鞋、细带凉鞋，因为这些鞋子保护性没有封闭式鞋子好。

3. 饮食控制要合理

药物治疗、饮食控制和适当运动是治疗 2 型糖尿病的常见方法。在临床工作中，医生发现很多糖友错误地认为饮食控制就是所谓的"饥饿疗法"，事实并非如此。我们所说的饮食控制是适当调整饮食结构，合理搭配。

下面为大家介绍饮食治疗的三大原则：

• 合理控制总热量，每日摄入量以达到或维持理想体重为宜。

• 平衡膳食，选择多样化、营养丰富的食物。

放宽对主食的限制，减少单糖及双糖食物的摄入，限制脂肪摄入量，适量选择优质蛋白质，增加膳食纤维、维生素、矿物质的摄入。

• 提倡少食多餐、定时定量进餐。

4. 不宜独自居住

糖尿病足作为糖尿病中老年患者中的高发疾病，一直以来备受关注。很多老年人存在走路不稳、眼看不清的现象，极易发生摔倒、划伤等意外。再加上由于长期的高血糖导致足部神经病变，对痛觉的感觉减弱甚至丧失，往往足部伤口发生溃疡感染时才被发现。除此之外，许多中老年糖友还合并有心脑血管疾病，如果自己独自居住会非常危险。与糖尿病患者一起居住的家属也要提高警惕，时常检查老人足部是否有损伤，同时要备好硝酸甘油、速效救心丸等急救药物，一旦发生危险可以及时抢救。

糖尿病患者还经常会存在心理问题，而这些都不利于血糖、血压、血脂的控制以及并发症的防治。若患者独自一人居住，容易将自己更加封闭起来，陷入不良的情绪中。提倡家人可以陪伴糖尿病患者左右，互相多交流，引导他们保持开朗乐观积极向上的心态，正确面对糖尿病。

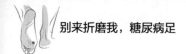

5. 安全出行

糖友出行时，饮食、运动、睡眠等都和家中不同，这些外在因素均可引起血糖波动，前面详细介绍过出行注意事项，这里不再次讲解，但需要特别强调的是，为防出现意识不清、昏迷等紧急状况，糖友应随身携带病历记录或急救卡，以便快速让急诊医生了解病情，确保得到迅速有效的救治。

最后，糖尿病患者要注意保护双脚，定期检查足部皮肤是否完好，防止足部溃疡的发生。如果足部出现小伤口，切勿自己随意包扎，一定要及时去医院找专业的医生处理！

不要让坏心情影响你的生活

　　糖尿病足患者往往都有几年甚至几十年深受糖尿病困扰的经历。糖尿病除了使患者的血糖升高或者降低，也会使患者的情绪涨落不定，血糖控制住的时候往往欣然自喜，控制不住的时候又懊恼万分，多少年如一日地过着这样的日子。一旦并发了糖尿病足，就突破情绪彻底崩溃前的最后一道防线。不能再穿漂亮的高跟鞋、尖头鞋，不能再肆无忌惮地去跳广场舞，甚至脚上有一点点伤口都会感染、溃烂，连出门往往都会"脚"不从心，更何谈说走就走的旅行。

　　除此之外，糖尿病足是长期存在且不断变化的，它不仅会影响患者自己，还会影响与其共同生活的每一个人。所以家属要对糖尿病足患者的心理变化做好相应的准备，帮助患者维持健全的心智，改善与他人的关系，保持健康的生活状态。

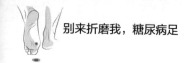

不能承受之痛

否认阶段——质疑医生的诊断。

"我是糖尿病前期，血糖控制得很好！"

"我严格控制了糖分的摄入！"

"一定是检查结果错了，我要再查一次，结果一定是好的。"

愤怒阶段——难以理解自己患足病。

"不公平，为什么是我？我又没干什么坏事，那么多的坏人为什么不得？！"

责备阶段——给家人带来生活负担。

尤其是对于较为严重的糖尿病足患者，因为溃烂会伴有恶臭、渗出，根据病情有的患者需要接受不同程度的截趾/肢。他们觉得截趾/肢之后生活处处需要家人的照顾，增加家中的经济负担，甚至会责备自己成了子女的累赘，处在无限的自责中不能自拔。

其实有这些心理变化也是人之常情，好多人在确诊糖尿病足并需要截肢前都是家里的顶梁柱，却要一夜之间变成一个"残疾人"，这种心理的落差，可想而知。所以这里就给大家来聊一聊如何调整患者的心理状态，帮患者顺利度过这一阶段。

医护人员

医护人员会把患者当做朋友，在关心病情的同时了解患者的家庭情况、亲人的支持度和关心程度。经常与患者交流，引导其敞开心扉，倾诉自己的不适和痛苦。同时与患者进行充分沟通，使其认识到不良的情绪会影响到糖尿病足的病情控制，导致食欲缺乏，抗病能力减弱，病原菌更易侵染溃疡部位，加重糖尿病足症状。医护人员会帮助患者控制住情绪，使患者心理处于一个平衡状态。

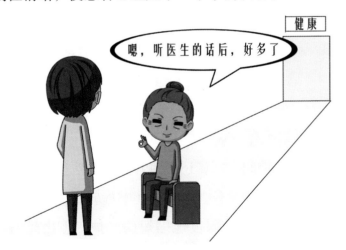

患者家属

部分糖尿病足患者产生焦虑的原因除了经济压力，还有一半来自于出院后对家庭护理没有信心。

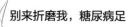

住院期间，家属应向医护人员咨询并学习如何对糖尿病足患者进行日常护理，这样不仅可在出院后给予患者良好的照顾，还能让患者感受到来自家庭的温暖。

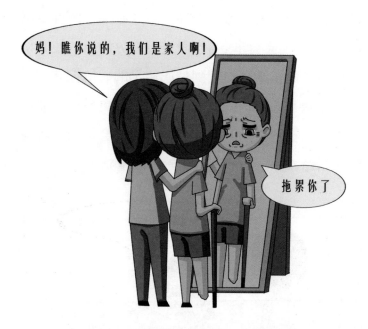

住院期间，家属还扮演着患者和医护人员之间信息传递者的角色，家属若能掌握较好的情感交流技巧，则能最大限度地缩短医、护、患之间的距离。因此，无论是在住院期间还是出院回家后，家属应改变传统的护理理念，努力为患者营造一个良好的环境，主动关心患者的情绪状态，发现异常应立即疏导或寻求专业医生的帮助。

　　出院后，针对行动能力有限的患者，家属应当每日对其进行足部按摩，动作力度要适中。

多学多益

　　患者和家属需要了解的日常足部护理：观察足背皮肤颜色是否变暗、趾甲是否变形，触摸足背动脉搏动是否轻微，感知足部皮肤是否发凉，以便及时发现足部异常。尤其应特别注意足底皮肤的变化和已有溃疡部位的愈合情况。

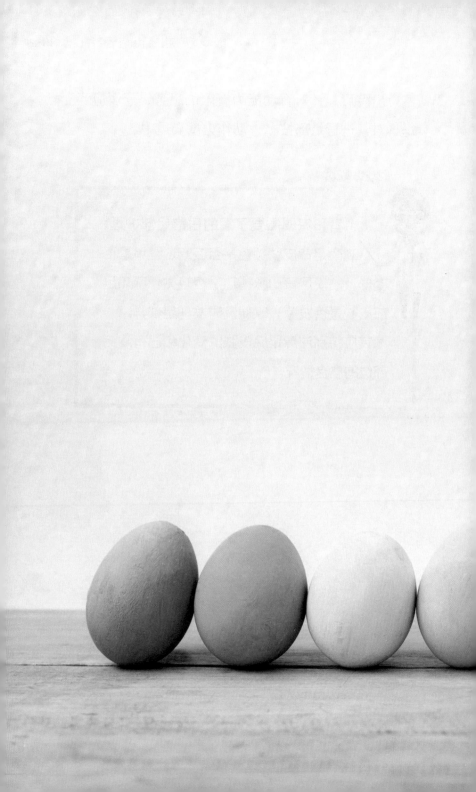

第 4 章

足部诊疗护理，
给脚多一点关爱

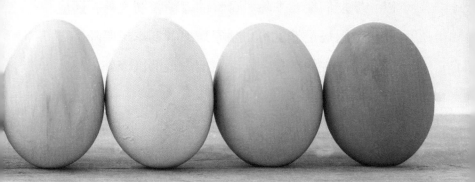

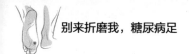

四季足部护理，你应该这么做

一年四季气候变换，春夏秋冬各有特点，或是潮湿闷热或是冰冷干躁，糖尿病足高风险患者在不同的季节应用不同的护理方法，保护足部免受天气变化的干扰，避免足病的发生。

春季，天渐回暖，脚防生汗

春季天气变暖，气温开始回升，足部容易滋生汗液，若脚趾长期处于汗渍中，容易引起真菌感染，一旦没有注意，极易从足癣发展成溃疡。所以，糖友们在春季除了日常的血糖控制之外，还应严防糖尿病足的发生。糖尿病患者春季想要降低糖尿病足发生的概率，除了定期做足部检查外，还要注意以下两点：

1. 糖友们宜穿一双合脚的鞋，保证其透气性，鞋型最好选择方头、宽大的运动鞋。女性尽量不穿尖头鞋和高跟鞋。袜子以棉、羊毛质地为最佳，吸汗且透气。

2. 天气渐暖，脚易生汗，糖友们应勤洗脚、勤换袜，及时清理鞋内异物，不与患足癣的人共用洗脚盆，以免受到感染，发展成溃疡。糖尿病患者在洗脚之前家属应为其试水温，以 37℃为宜，如果没有他人帮忙，可以使用水温计测量温度，谨防烫伤。另外，洗脚时间不宜过长，洗脚后要用浅色干净的棉毛巾将脚部擦干。

夏季，蚊虫肆虐，切忌暴露

夏季是糖尿病足的高发季节。如何做好糖尿病足的预防工作，才能使糖友安然度过夏季呢？下面为大家介绍简单易记的足部"三点注意事项"。

1. 即使是夏天，也不宜穿暴露脚趾、足跟的凉鞋或硬皮鞋。每次穿前应检查鞋内有无异物，鞋内是否平整，不能穿有破洞的鞋。夏天切忌因贪凉在家赤脚行走，或到海边游玩时赤足在沙滩上行走。

2. 勤修剪趾甲。夏天很多人都没有穿袜子的习惯，很容易趾甲长长后划伤足部皮肤。糖尿病患者应在每次洗脚后，检查趾甲是否需要修剪。如需要修剪则不宜剪得太短太靠近皮肤，以免损伤皮肤引起感染。更不能在胼胝或鸡眼处贴鸡眼膏等刺激

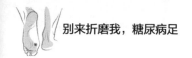

性药物，也不能用刀、剪等修剪。

3. 卧具的选择。夏天，糖尿病患者应选择质地柔软的亚麻凉席或草凉席，避免质地较硬的竹制凉席。在使用合适的凉席前还应仔细检查凉席有无破损，有无毛刺，严防刮伤或者刺伤足部皮肤。

秋季，天干物燥，皮肤瘙痒

秋季气候干燥，血管收缩，新陈代谢减慢，油脂排泄减少，是皮肤瘙痒症的好发时节。糖尿病患者由于自身免疫力低下，更易出现皮肤瘙痒的情况。有些糖友全身奇痒难忍，皮肤被抓红、抓破，增加了感染的风险。因此，建议糖友们入秋后一定要注意保护皮肤，预防糖尿病足的发生。

1. 保湿润肤

在秋季，糖尿病患者每天洗脚后，应该涂抹羊脂油类润肤剂滋润双脚，并且轻柔而充分地按摩足部皮肤。如果遇上较为严重的足跟皲裂，则需要使用含尿素的特殊皲裂霜。

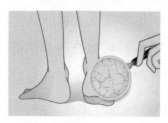

2. 降低洗澡次数

洗澡过勤容易使自身分泌的油脂失去天然护肤的机会。所以建议降低洗

澡次数，一般每周 1～3 次，水温控制在 37～40℃
为宜，洗澡时间不要过长，选用中性沐浴液，同时
避免使用搓澡巾用力搓澡。浴后及时擦护肤霜或润
肤油，以减少皮肤水分流失，缓解干燥瘙痒的症状。

3. 检查足部

糖尿病患者应每天早晚两次，认真地检查足部
情况，看有没有皲裂伤，细小的损伤也不可以掉以
轻心。如果患者为独居，就要准备一块镜子，每天
照看双脚是否出现损伤，包括脚背、脚底、脚趾间
都要检查清楚，若发现问题一定要及时去专业医院
就诊。

冬季，天寒地冻，小心冻疮

每年冬季，因为糖尿病足就诊的患者都不在少
数。冬季之所以是糖尿病足的高发季节，首先是由
于天气转冷后，糖尿病患者足部皮肤表面血管收
缩，可能导致血管病变程度加重，更易引起足部皮
肤溃疡。对于糖尿病患者来说，脚上一个很微小的
伤口也可能诱发感染，并形成难愈的溃疡，严重的
将不得不截肢。

其次，冬季为了御寒，很多人喜欢把双脚放在
热水袋上取暖入眠。对于糖尿病患者来说，这是十

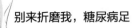

分危险的，可能一觉醒来，脚背上大部分皮肤已经被烫伤。因为糖尿病患者大多伴有不同程度的神经病变，对温度的感知下降，即使热水袋温度很高，他们也并不会感觉到很烫，直到被烫伤才意识到问题的严重性。

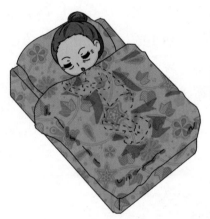

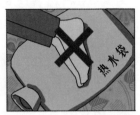

另外，提醒大家：糖尿病患者一旦发生足部烫伤时应尽快到医院就诊，伤口由专科医生给予特殊的处理。患者千万不要自行用剪刀或不洁的工具剔除烫伤的组织，消毒不到位会加重感染，处理不当会导致截肢，更严重时还将危及生命。

最后，建议糖尿病史在 5 年以上的患者，应主动定期到医院进行下肢及足部检查，对下肢并发症进行早期筛查，做到早发现、早诊断、早治疗，尽早避免糖尿病足溃疡的发生。

多学多益

既然生活中常用的取暖设备糖友都不适合用，那么，寒冷的冬天糖友该如何正确取暖？

推荐 1：用空调取暖

注意事项：从人体舒适角度来说，冬季室内温度控制在 18～20℃ 最合适。因为在冬季，人们穿的衣服本来就多，如果室内温度高于 20℃，便会感觉有点热。

如果温度设定在 26℃ 以上时，则会使得室内空气异常干燥，人感觉浑身燥热、眼耳口鼻喉等处感觉干涩，不利于身体健康。

推荐 2：多晒太阳

糖尿病患者冬季不要因天寒而深居简出，经常晒太阳不仅可以驱走寒冷，也是预防骨质疏松的重要措施，晒太阳时间宜在早上九点后。糖尿病患者非常容易并发骨质疏松症，骨质疏松不但会使患者全身疼痛，不能运动，甚至引起骨折，严重影响患者的生活质量。

泡脚没你想得那么简单

糖尿病患者泡脚很有讲究，一旦泡脚不当，容易造成烫伤和感染，继而引发糖尿病足，严重时甚至可能导致截肢！下面为大家介绍泡脚的注意事项，糖尿病患者尤其是高风险的糖尿病足患者一定要引起重视！

1. 糖尿病患者泡脚的水温应该在多少摄氏度

正常人泡脚水温在 40℃左右会很舒服，但这个温度对于糖尿病患者来说是很危险的。若糖尿病患者合并周围血管病变会导致末梢血液循环障碍，使热聚在足部不容易疏散。此外，有周围神经病变的患者对温度不敏感，难以准确地试出水温，其热反射减弱，足部触及烫水不能及时撤离，极易被烫出水泡。因此糖尿病患者泡脚水温要比常人低，以 37℃为宜。

患者家属应该在患者泡脚之前为其

试水温；如果没有他人帮忙，可以在泡脚前用水温计测量温度，以免发生烫伤。

2. 泡多久为好

每次泡脚持续的时间并不是越久越好，以15分钟左右最为适宜。尤其有心脑血管疾病患者、体质虚弱者等泡脚时间更是宜短不宜长。

3. 应该在什么时候泡脚

过饿过饱的时候均不宜泡脚，这时泡脚会导致血液聚集在足部，胃部分布的血液量会降低，影响胃部消化功能，造成胃部不适。泡脚的时间在晚上睡前最佳，此时温水泡脚，促进体内血液循环，能够缓解一天的疲劳，并且帮助患者提高睡眠质量。

4. 应该选用哪种泡脚器具

现在市面上一般有泡脚盆和泡脚桶可供选择。泡脚桶比泡脚盆浸泡的位置要高些，因此一般都选用泡脚桶。泡脚桶保温的效果好些，尤其它的底部不直接接触地面，足底不会感觉不适；泡脚盆轻便，但底部直接接触地面，一则足部可能感觉到凉，二则保温效果差些，糖友在使用时可以考虑在泡脚盆下面垫泡沫板以增加保温的作用。

另外，目前还有一种可以用电加热的泡脚桶，因其方便性深受大家喜爱。这种泡脚桶虽然方便，

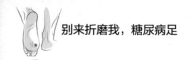

但是质量不一，质量不合格的泡脚桶有漏电现象。为了保证安全，糖友如果选择使用电加热的泡脚桶，一定要在加热到适宜的温度后，切断电源再进行泡脚，除了防止漏电造成意外伤害，因加热过程中桶底部温度较高，也要防止发生烫伤。

5. 泡脚前有什么需要注意的

糖尿病患者在泡脚前，要注意观察足部是否有伤口、裂口。如果有伤口，最好不要泡脚，因为在泡脚后，有可能会继发细菌感染。此时，最好及时到医院进行处理，切勿因为自身疏忽大意而造成不可挽回的后果！

6. 泡脚后有什么需要注意的

泡脚后一定要用柔软的毛巾把足部擦干净，最好选用白色或浅色的毛巾，这样做以便发现足部是否有血迹或者脓迹。趾缝之间也要仔细检查，如果没有擦干净，可能会导致局部感染出现。在足跟周围可以涂抹一些护肤保湿用品，以防止皮肤干燥引起皲裂。而趾缝之间不宜涂抹护肤品，以免涂抹不均匀造成趾间潮湿而引起真菌感染。

查脚有门道
——先观察后测试

　　双脚是人体的主要负重部位，也是容易因血糖高而受到伤害的部位。尤其是有多年糖尿病史的糖友更容易并发糖尿病足，如果患者没有得到及时救治很容易导致截肢的发生。糖尿病患者日常自我查脚会大大减少或避免因糖尿病引起的足部问题。对于糖尿病患者来说，足病的预防重于治疗，生活中糖尿病患者可以通过观察和使用一些小工具来检查足部。

　　1. 仔细观察

　　当糖友的足部受到影响时，如果观察仔细，异常情况很容易在早期被发现。下面详细给大家介绍一下如何通过观察足部来发现糖尿病足的"蛛丝马迹"。

　　• 双足是否有挤压胼胝：糖尿病足患者常会出现胼胝，胼胝可以作为异物挤压深部组织而导致组织坏死，使患者足底出现溃疡。此外，在修剪胼胝的过程中，常常会因为操作不当而导致组织受损，并且会因剪刀的污染而诱发感染的发生。所以，患者一定要及时发现并能正确处理胼胝。

• 双足是否存在畸形：周围神经病变会导致糖尿病患者的足部发生畸形，常见的有爪形趾、踇外翻等。足部在出现轻微畸形时不容易出现症状，所以需要脱掉袜子，并将脚踩在平面上观察。

• 足部的卫生状况：持续的血糖增高或血糖波动，会使得皮肤组织中含糖量增高，成为真菌的良好培养基，这时患者如果不注意足部卫生，则会让真菌趁机而入，一不小心抓破就很容易发生感染。

• 双足是否存在压痕和发红：糖尿病患者的脚对外来伤害敏感性较差，穿的鞋袜不合适会造成压痕和发红且不容易被察觉，因此每天睡觉前都应仔细检查，一旦发现异常则要检查鞋袜里是否有线头、异物，接缝是否粗糙。

• 每个趾间、脚面、脚底、脚后跟是否有皮肤破损：每天睡前检查足部时，不应只看表面，还应仔细检查每一个细小的部位，尤其是要查看每一个脚趾缝间有无出血或渗液，以免伤口位置隐秘不容易被发现从而发展至溃疡。

• 下肢是否有肿胀：糖尿病患者发生下肢水肿

的原因有很多，糖尿病性肾病、糖尿病性心脏病都会引起下肢水肿。大多数病程较长且出现神经病变的患者还会出现神经性水肿。因此，当糖尿病患者出现水肿时，除了积极治疗糖尿病以外，还应尽快找到导致水肿的原因，以便及时治疗。

2. 利用小工具进行测试

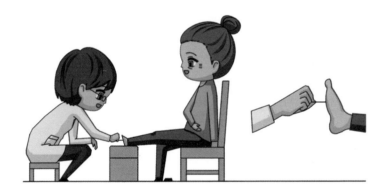

（1）触觉检查：将棉花捻成尖（专业操作使用10克尼龙丝检查）

检查方法：

• 开始检查前应在患者的足背或手背进行1～2次的预感应，让患者接触棉花，了解检查时的感觉；

• 检查时，将棉花捻成尖端状，轻轻划过脚底皮肤，看患者是否可以感觉到，如果没有感觉则表示轻触觉消失或减退，检查时要避免在胼胝或溃疡部位。

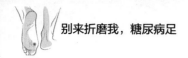

结果判断：

· 保护性感觉正常：10 次检查中患者能感觉到棉花尖 8 次属于正常；

· 保护性感觉减弱：10 次检查中患者能感觉到棉花尖 1 ~ 7 次属于减弱；

· 保护性感觉缺失：未感觉到棉花尖则属于缺失。

（2）痛觉检查：大头针（专业操作使用针刺痛觉检查仪）

检查方法：用大头针钝的一端轻轻触碰足底皮肤，询问有无疼痛及疼痛程度。若无痛觉，再测试足外侧及足背皮肤。

结果判断：

· 正常：各部位感觉到轻度疼痛，能忍受；

· 减退或消失：有感觉但感觉不到疼痛，或完全无感觉；

· 敏感：轻触即感觉疼痛，难以忍受。

如果发现局部痛觉减退或敏感，患者应比较与正常区域差异的程度，并在第一时间拍下大头针触碰部位对比照片。

（3）温度觉检查：玻璃试管（专业操作使用凉温觉检查仪）

检查方法：分别用盛冷水（5~10℃）和热水（40~45℃）的玻璃试管接触足背皮肤。

结果判断：患者自行感知或告诉家属"冷"或"热"的感觉。无明显感觉和（或）比较不出差异，则为温度觉消失。

（4）动脉血管检查：手摸足背动脉

检查方法：用手指轻触脚背靠近脚踝处皮肤，寻找有无足背动脉搏动，若有，则感知搏动的强弱，可与正常人足背部动脉搏动情况进行比较。

结果判断：

• 正常：容易触及且搏动强烈；

• 供血不足：如果摸不到搏动或搏动很细弱，表示足背动脉供血不足，这种情况常提示在足背动脉上端有大动脉血管狭窄或梗阻，糖尿病足随时都有可能发生。

（5）听觉检查：听诊器

检查方法：听诊器听股动脉、腘窝（膝盖后面凹陷部位）、脚背、脚内侧（踝关节内侧）几个位置。主要是听音量和音质的变化。

结果判断：如果有声音就不用太害怕，如果原来有声音，突然某一天消失或变弱或出现杂音，再合并某些肢体疼痛或者感觉到不适，就应及时到医

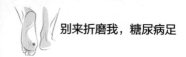
院就诊。

以上介绍的几种自查方法，糖尿病患者可以较容易地在家中找到工具进行自检自查。尤其是对于病程较长、血糖波动较大以及已经出现下肢疼痛或足部畸形的糖尿病患者，更要定期进行筛查，预防糖尿病足的发生。

糖尿病足的治疗难度很大，至今仍是医学领域的一大顽症。尤其是糖尿病足发展到坏疽阶段，常常需要截肢，严重威胁糖尿病患者的生存寿命和生活质量。若糖尿病患者在平时的生活中能坚持做好足部护理并定期做自我筛查，将会大大降低糖尿病足的发生率。

足部溃疡养护
从这几点入手

糖尿病足溃疡是糖尿病足发展的较为严重的症状，也是导致糖尿病患者残疾的重要原因之一。糖尿病足溃疡如果得不到及时的治疗和护理，很容易造成截肢的发生。

糖尿病足溃疡主要由糖尿病患者的末梢神经病变、下肢动脉供血不足或者细菌感染等原因引起，以足部疼痛、皮肤深溃疡及肢端坏疽等踝以下全层皮肤病变为主要临床表现。可分为神经性溃疡、缺血性溃疡和神经缺血性溃疡这三种类型，每种类型都会严重影响到患者的生活质量。日常生活中正确的生活方式是降低足部溃疡致残率的有效方式。

正确选择鞋袜

糖尿病足溃疡患者所穿的鞋子需要经过严格的挑选或者穿专门定制的鞋子，以免足部被反复挤压，摩擦出伤口，造成病情的恶化。患者选鞋袜时，应注意以下几点：

1. 不可完全凭感觉

糖尿病患者大多数都存在不同程度的周围神经病变，足部对疼痛等感觉往往并不敏感，往往试穿偏小一码的鞋也没有挤压的感觉。因此，建议糖友们试穿鞋的时候，前后左右移动脚底板，看是否有空隙，在保证有空隙的前提下，再走两步以鞋子不掉落为宜，选鞋建议在下午或晚间时段进行。

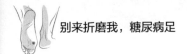

2. 不要选尖头鞋

尖头鞋容易加重局部挤压和摩擦，影响末梢血液循环，导致水肿或皮肤破损。女性糖尿病患者更要避免穿高跟鞋，高跟鞋会给糖尿病患者的脚趾增加额外的压力，影响足部血液循环，甚至造成挤压伤或水泡。

3. 透气、舒适度很重要

足部出汗会增加足部皮肤过敏和感染的风险，因此在挑选鞋子材质时，选择透气性好、材质软的鞋更为合适。同样，袜子也应选择柔软、透气性好以及浅色的棉袜，以便足部出现伤口时可及时发现。

控制好血糖

良好的血糖情况可以使患者皮肤微循环得到改

善，且血糖值越趋于正常、稳定，对于溃疡的愈合和感染的控制越为有利。调节好血糖是糖尿病足溃疡治疗的基础，所以患者在生活中应该有计划地定时监测血糖值，一旦发现血糖出现异常应及时到医院就诊，让医生根据实际情况更换治疗方案。

合理饮食

合理饮食可改善全身的营养状况，患者家属可根据患者的病情和饮食习惯调整饮食结构，鼓励患者进食含优质蛋白、维生素高的食物。比如，可每日食用 1 ~ 2 个鸡蛋、50 ~ 100 克瘦肉或鱼虾类，以及适量的新鲜蔬菜（青菜、黄瓜以及芹菜等）。

卧床注意多

糖尿病足溃疡的患者在卧床休息时，应注意勤翻身，以减少局部受压的时间，必要时应使用支被架。不翻身时应将患肢抬高 20° ~ 30°，以促进局部血液回流。患者在家中还应做患肢运动练习，这是促进患肢血液循环的有效方法。比如抬腿屈身动作，这是卧床时也可以进行的运动。患者躺在床上，两条腿交叉做类似踩自行车的动作，这个动作是为了让肌肉规律运动来改善足部血供，促进血液

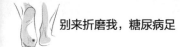

回流。但由于这个动作带动的肌肉数量较多，患者很容易感到疲劳，应量力而行。

糖尿病患者因足部溃疡伴有恶臭，常常会有自卑心理，还有些患者因住院时间较长，易产生焦虑的情绪。家属和医生应多安慰，多鼓励，适时疏导，使患者心态稳定，以便配合治疗。

接受科学治疗

糖尿病足患者在发现足部溃疡出现恶化进展时，应抓紧时间到医院进行科学的治疗，切勿在家中随便涂抹药膏，以免发生感染。在医院治疗结束后，患者回到家中应每日用碘附溶液清洗伤口，以预防感染。

多学多益

生物蛆虫疗法的正确打开方式

很多糖尿病患者，足跟部容易出现溃疡坏死组织，这样的创伤采用一般的手术方法很难将腐肉去除干净，还会给患者带来很大的痛苦。国外研究发现有一种小动物——蛆虫，它们只以坏死腐败组织为食，通过产生一种化学物质来溶解坏死和腐败的组织，然后美餐一顿。而这种化学物质又会刺激肉芽组织的生长，从而促进伤口的愈合。这就是近几年逐渐兴起却依然不被大多数人接受的蛆虫疗法。

现实中遇到过这样令人啼笑皆非的事：有一位糖尿病足患者，他的儿子在网上查阅了有关生物蛆虫治疗的相关资料，于是就自己煮了一锅骨头汤，洒在父亲脚上的伤口处，用这种方法吸引苍蝇产卵。在家治疗的过程中，王先生的脚奇臭无比，儿子就用云南白药和麝香来除臭。就这样一直坚持了很长一段时间，直到王先生的右脚踇趾因为溃烂而掉落，他的儿子才意识到问题的严重性，随即送父亲去了医院。这就告诫我们生物蛆虫治疗程序复杂，患者需要到开展生物蛆虫疗法的医疗机构寻求专业的治疗。

治疗届的新大陆——蛆虫治疗

蛆虫治疗又称生物清创，是人为的、有目的地将活的无菌蛆虫放入人或动物没有愈合的皮肤或软组织创面，清除坏死组织、致病菌等以清创及促进创面愈合为目的的治疗措施。用于糖尿病足清创的医用蛆虫与生活蛆虫是有区别的。医院选用的是丝光绿蝇特定属，且需要种属纯化繁殖几代以后才可以应用于临床。医用蛆虫必须使用专业的多层净化蛆虫实验室，常年生活在特定的温度、湿度等环境下，生长发育 3 周才可满足临床应用。在实验室里，这些绿头苍蝇可并不像生活苍蝇那样，人人喊打，他们喝牛奶、吃红糖、吹空调，还有医生专门来伺候它们，好让它们繁殖出可医用的蛆虫。

医用蛆虫需要无菌的环境。实验室人员取样时，要穿上隔离衣并经过三个缓冲间，目的就是保证培育环境的无菌化，临床使用前还需要对这些蛆虫进行消毒和过滤。

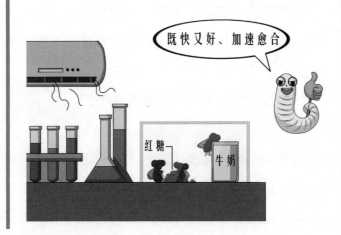

治疗过程中，蛆虫清创伤口既快又好，不会啃食周围健康的组织，还可以进入到外科手术都难以到达的深部创面；它还具有抗感染作用，尤其是对产气荚膜杆菌、多种抗菌药物耐药的金黄色葡萄球菌（MRSA）等引起的感染得到更快的控制，能节省大量抗菌药物，减少患者的医疗费用；同时蛆虫会分泌多种生长因子，促进溃疡愈合。

溃疡创面的克星——蛆虫

我们知道蛆虫都是长在腐烂的组织或伤口溃疡表面的。而蛆虫疗法正是利用了蛆虫的特性：蛆虫以创面坏死的腐败组织为食，可有效清除创面致病菌；蛆虫的唾液腺和消化道分泌物含有多种蛋白水解酶及抗菌物质；蛆虫在创面蠕动爬行的机械刺激也可促进肉芽组织生长；另外，治疗使用的都是医用蛆虫，经过了严格的控菌、灭菌过程，它们不会损伤健康的组织，也不会在伤口里长期停留，更不会在伤口里变成苍蝇。

蛆虫治疗一次需要 2～3 天，不同创面所需治疗的次数不同。医生会根据创面情况来决定是否需要下一次治疗。当创面清洁、

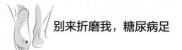

干净且没有感染征象时，治疗即可停止。

对于容易出血的伤口、与体腔或内部器官有联通的伤口、大血管附近的伤口等不宜采用此种方法。

糖尿病足患者需要注意的是，蛆虫清创疗法是经科学证实的有效疗法，绝对不能用生活蝇蛆擅自"治疗"，应选择配有医用蛆虫实验室的大型医院，否则不仅会延误治疗时机，还会加重病情。

糖尿病足患者术前护理不可少

很多医生为了提高糖尿病足溃疡患者的生活质量，在给予控制血糖和感染的基础上，需要采用清创、植皮手术、介入手术、截趾／肢手术等方法修复创面。很多人都知道在进行有创手术后，良好的术后护理有利于病情的恢复，殊不知术前良好的护理也是手术成功的必要条件，那么糖尿病患者的术前护理该怎么做呢？

糖尿病足术前护理共分为以下几方面，掌握这些护理方法将有利于手术的顺利进行。

1. 心理护理

病程长、难治愈、致残率高给糖尿病足患者带来了沉重的精神负担，昂贵的治疗费用又加重了经济负担，导致糖尿病足患者的心理负担更加严重。术前沉重的心理负担对手术效果和预后恢复快慢有很大的影响。患者家属应针对患者的心理特点，主动与其沟通，实时掌握患者心理状态，扮演好患者与医生之间的沟通桥梁这一角色，如鼓励患者相信医生，医生会以最大的责任心妥善处理术中出现的各种情况。同时医护人员应向患者简单介绍手术的安全性，以及手术的预后多是令人满意的，不会因为手术后依然迁延不愈增加治疗费用，让患者放下戒备心理。

2. 严格控制血糖

每日监测血糖，将血糖控制到正常水平或接近正常水平，有利于因血糖高导致局部病变的情况好转。住院期间护士会严格执行医嘱，患者要按时按量注射胰岛素或口服降糖药物。尤其是需要注射胰岛素的患者，一定要按时用餐，若出现饥饿、心慌、大汗淋漓、疲乏无力、面色苍白等低血糖症状时，应立即服用含糖食物并报告医生及时处理。

3. 饮食护理

手术前严格地食用糖尿病餐很重要，在饮食治疗中需要注意：

（1）在医护人员的指导下进食，不要擅自延迟或推后；

（2）在保持摄入总热量不变的情况下，保证饮食平衡；

（3）严格限制各种甜食，尽量清淡饮食，以防血糖无法控制；

（4）体育锻炼时不宜空腹，容易出现低血糖症状；

（5）控制体重；

（6）有吸烟习惯的患者，手术前 2 周应停止吸烟，以防止呼吸道分泌物过多影响呼吸道通畅；

（7）确定手术日期后，术前 10 小时就应开始禁食禁水，即夜间 10 点至手术日早晨不要再吃饭、喝水，以免全麻手术引起呛咳。

4. 皮肤护理

供皮区术前准备：若需要进行植皮手术，按照常规皮肤准备，要求供皮区没有炎症、没有抓痕、没有过敏皮疹、防止感染，术前患者注意不要用手抓挠供皮区域皮肤，以确保供皮区一期愈合。

5. 功能训练

通常情况下，手术后患者需要一定时间的卧床制动，手术前患者应在护士的指导下进行适应性训练，包括床上排尿、排便，在床上使用便盆，男性患者学会在床上使用尿壶等。患者还应练习并掌握深呼吸运动、有效咳嗽以及排痰等方法。在排痰前先轻轻咳几次，使痰松动，然后再深吸一口气后，用力咳嗽，使痰顺利排出。

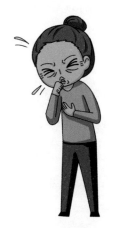 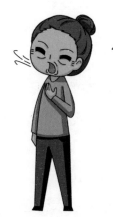 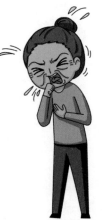

先轻轻咳几次　　　再深吸一口气　　　然后用力咳嗽

6. 疼痛护理

糖尿病患者由于足部溃疡，行动受到一定限制，且长期受病痛折磨，导致生活规律紊乱，失眠时常发生。护理人员应遵医嘱适时给予镇痛剂，以保证患者充足的睡眠，并定期对患者进行疼痛评估。

7. 血管造影护理

造影前需要做碘过敏实验，患者应主动配合医护人员完成术前相关准备。医生会向患者及家属简明扼要讲述血管造影的目的、过程及参与手术人员情况，这样可以增强患者的自信心，提高手术过程中的耐受力。

糖尿病足患者术后护理很重要

虽然说截趾／肢手术能最大限度地降低糖尿病足带给患者进一步的伤害，但是这也并不意味着进行手术后糖尿病足就好了，很有可能因为术后的护理不当引起病情的加重和反复。糖尿病足患者必须重视术后护理，充分地休息、局部制动、伤口换药、避免摩擦、减少负重、控制饮食。当然这更需要患者家属给予患者细心护理，对其康复起着十分重要的作用。

糖尿病足手术后护理需掌握以下几个步骤。

1. **观察体征** 术后会在病房进行心电监护，时刻密切观察患者的意识、血压、血糖情况，一旦发现异常及时告知医护人员，同时要让患者保持呼吸道的通畅，必要时要给患者吸氧。

2. **注意敷料有无渗血** 护士及患者家属应密切观察敷料渗血情况，若出现明显渗血情况，需及时汇报主治医生。

3. **残肢包扎** 观察伤口敷料包扎情况，包扎松紧要适宜，若包扎太松，敷料容易脱落，会导致伤口污染；若包扎过紧，则会影响血液流通，会导致局部组织坏死。患肢应用软枕垫高20°～30°，以便静脉回流，减轻肿胀。

4. **残端护理**　每日3～4次按摩患肢皮肤，每次持续10～20分钟，开始时动作应该要轻柔，然后慢慢地增加力度，以促进局部血液循环，并防止褥疮的发生。

5. **疼痛的护理**　患者手术结束回病房后，患肢疼痛依然存在，此时，应把减轻糖尿病患者的精神紧张和焦虑放在首位，帮其调整至舒适的体位，避免压迫患肢；其次通过服用镇痛药来缓解伤口的疼痛。有的患者术后会存在一种幻觉疼痛，截肢前疾病的疼痛感仍困扰着患者，总是无法摆脱。针对这部分患者在应用镇痛药的同时，还可采用肌肉松弛药、抗惊厥药等，并加以物理疗法和分散注意力等方式，来减轻患者的痛苦，使其较为舒适地度过术后的疼痛期。

6. **控制血糖**　患者将血糖控制在理想的范围内可促进伤口的愈合。

7. **预防术后并发症**　根据患者的具体情况，复查肝功能、肾功能、心电图等。密切观察病情变化，鼓励患者适当活动，增强机体抵抗力并选用有效的抗生素预防感染。

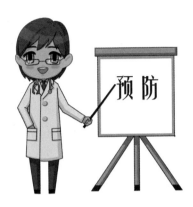

8. **功能锻炼** 术后 6 小时患者应进行功能锻炼，每日 3 ~ 4 次，每次 10 ~ 20 分钟，如股四头肌等长收缩运动、臀肌收缩运动等，并根据不同的截肢平面，做好各关节功能的锻炼，防止关节屈曲挛缩。在伤口完全愈合后通过锻炼可增加残端皮肤耐磨性，身体康复后可早期装上假肢下地慢步行走。

9. **心理护理** 肢体残疾会给患者的生活带来很多的不便，需要患者承受巨大的心理压力，甚至有些人会对生活失去信心，严重的还会有自杀倾向。医护人员在术后应细心评估患者的心理状况，根据不同的情况采取相对应的护理手段，和患者家属共同帮助患者顺利度过这一痛苦阶段。

10. **安全护理** 在截肢初期，患者常常会忘记自己已经被截肢，经常会在没有任何帮助的情况下欲下床活动，此时极易发生意外，尤以夜晚多见。因此夜班护士应增加截肢患者病房的巡视次数，并指导患者家属密切关注患者状态。白天患者行走时应使用辅助工具，同时需要在其床边加床档，避免发生坠床。

11. **出院指导** 患者出院前应学会必要的功能锻炼，以及独立使用拐杖或助行器的方法。穿戴假肢者应避免长距离行走，做好日常皮肤护理，定时自查残肢皮肤，一旦发现皮肤发红破溃，立即暂停使用假肢，及时到医院治疗。同时还要观察另一只足部，一旦发现有糖尿病足的症状，要立即就诊避免再次被截肢。

当然，因为患者的病程、症状以及严重程度都是存在一定差异的。因此，对于一些特殊情况，患者以及患者家属最好多和医生进行沟通，这样才能做好充分的准备，不至于慌乱中出错，达不到手术治疗的预期效果。

糖尿病足的高发人群为 > 40 岁和病程 > 10 年

的患者，这一人群常常由于足部护理不当而导致足部真菌、细菌感染引起足部溃疡和坏疽，严重的可危及生命。因此进行糖尿病足防治知识学习是预防糖尿病足的关键。只有患者自己掌握了正确的足部护理方法和技巧，才能更有效地防止糖尿病足甚至截肢的发生，从而提高患者的生活质量，减轻家庭负担。

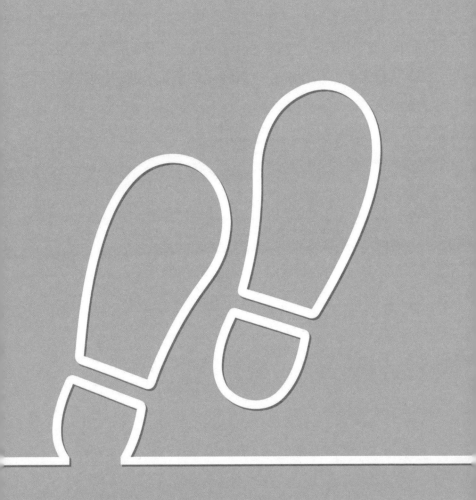

第 **5** 章

当你的鞋配不上
你的糖尿病足时

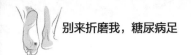

是时候重视足底压力异常了

对于糖尿病患者来说，糖尿病足是十分严重的并发症，具有发病率高、致残致死率高和医疗费用高等特点。中老年患者出现糖尿病足，在初期往往并不重视，等到发生局部感染，才开始到处求医。这时治疗难度巨大，结果不容乐观，患者大多数会面临截肢的风险。因此，预防工作要从警惕诱因做起。近年来，相关研究发现，糖尿病患者足部溃疡的发生除了缺乏对足部有效的护理之外，还与足底压力有关，足底压力异常是导致足溃疡的重要因素之一。

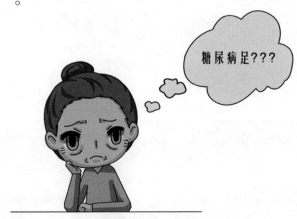

糖尿病足？？？

足底压力异常，事出必有因

正常人的足底压力参数和分布有一定的规律。当人处在以下情况时，足底压力会发生异常，如：

- 糖尿病周围神经病变　是糖尿病患者足底压力升高且分布不均匀的主要危险因素。感觉神经病变使足部失去自我保护机制，容易损伤；运动神经病变使足部小肌肉萎缩，足（趾）畸形和跖骨头突出，前足的纤维脂肪垫前移，前足和跖骨头部位局部压力升高，且前足 / 后足压力比升高；运动神经病变还可致步态异常、足和踝关节活动受限、胼胝形成。有胼胝的糖尿病患者比没有胼胝的患者足底压力高。

- 关节活动程度受限　如果糖尿病患者的血糖长期控制不好，可导致关节软组织的糖发生基化从而引起关节活动受限，不能有效减少足部的震动，丧失了维持正常足底压力的能力，在行走中导致压力升高。

- 骨折和截趾 / 肢　骨折可导致足承重和承重传递的改变。部分糖尿病足患者已经有了截趾 / 肢史，截趾 / 肢会改变足部结构、功能和压力分布，增加了患者发生新溃疡及再次截肢的风险。

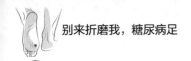

• 不合适的鞋、袜和鞋垫的使用　这些外部因素可导致足底压力的升高和足溃疡的形成。患者日常生活中穿鞋的类型、习惯对足底压力也有一定的影响。

这些情况导致的足底压力改变将直接导致糖尿病足溃疡的发生。遗憾的是，大多数患者甚至有些医生都对糖尿病患者为什么要做足底压力测试和矫形不了解、不重视。

足底压力异常与糖尿病足确有联系

有研究人员对因足部畸形导致足底压力异常的糖尿病患者和足底压力正常的糖尿病患者进行对照观察，随访 30 个月发现，足底压力异常组发生足底溃疡的有约 35%（15/43），而足底压力正常组发生足底溃疡的人数则较少，这提示足部压力异常确实是与足底溃疡的发生有一定的关联性。

其实不难推理，糖尿病患者足部畸形再加上足部保护性感觉丧失、皮肤干裂（尤其足跟部）、足部微循环功能异常等，并在反复机械性压力的作用下，会产生无菌性炎性反应、组织自溶，这就是典型的糖尿病神经性足溃疡发生的过程。溃疡常见部位为前足内侧面、外侧面、背面以及足底部。临床相关数据也可以佐证，足底压力性溃疡占糖尿病足溃疡的 50% 以上，且这种溃疡若不能及时发现脚底异常因素极易复发。

前有足底压力异常，后有足部矫形

足部矫形系统的概念始于 1948 年的德国，这个概念精髓之处简而言之可以概括为以下几个方面：

- 增加受力点与足底总的接触面积。
- 矫正脚型（旋前、旋后），使内旋脚下方的接触面积增大。
- 降低足前脚掌的负载率等。

足部矫形系统能使糖尿病神经病变患者足底高压区的压力降低 30% 以上，从而降低足溃疡发生的风险，且能使足底压力重新分布，而原高压区周围组织的压力并不会增加，足底高压区周围区域压力性溃疡的风险不会增大。所以对于早期存在足部畸形的患者可以运用足部矫形系统对足底压力进行校正，可大大降低糖尿病足的发病率，防患于未然。

足部矫形系统的适用人群：

- 足底压力分布异常导致长期足底胼胝增生者；
- 足畸形，并存在糖尿病足溃疡风险者；
- 下肢活动受限，并存在糖尿病足发生风险者；

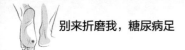

- 既往有足部压力性溃疡病史者；
- 下肢感觉减退者；
- 目前处于糖尿病足溃疡恢复期者。

为自己量身定制鞋和鞋垫

对于糖尿病患者来说，不合脚的鞋对足部的长期挤压磨擦可能造成足底或足背皮肤损伤，导致感染，发生坏疽甚至截肢。现在市面上针对糖尿病足的专用鞋很少，足部装置又过于专业。面对自己的脚，很多糖友有心无力。虽然想好好保护足部，但苦于知识的缺乏，不知从何入手。

为了解决患者的困扰，专业人员利用"足底压力矫正系统"来分析患者左右脚足底压力分布的差异、站姿的不对称性，监测体重动态导致的足底压力转移情况和压力集中区域，判断潜在发生溃疡的区域等。医生根据不同颜色判断足底压强大小，找出最需要减压的区域，为不同的糖尿病患者智能定制个性化鞋或鞋垫，以调整患者足部至最佳状态，降低糖尿病患者足溃疡发生或再发的风险。

要知道大部分足部畸形多由长期不良的步态导致。而利用"足底压

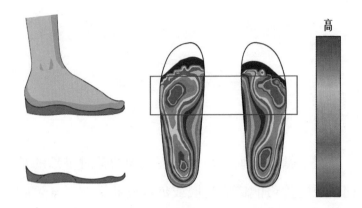

力矫正系统"可均衡足底压力，并纠正步态，延缓
足病进展。目前有一种新方法可以让患者迅速获得
合适的鞋垫，就是使用新兴的 3D 打印机来"打印"
一双完全贴合自己脚型的专属鞋垫。

　　3D 打印机大家应该已经有所耳闻，就是通过
打印一层层的粘合材料，最终形成可以使用的三维
物体，而不是像传统打印机那样只能打印平面的图
形。不过一双合适的鞋垫并不是随随便便打出来
的，在制作前，医生需要对患者的足底进行压力分
布测试，根据不同颜色判断足底压强大小，找出最
需要减压的区域，然后根据患者的自身问题来设计
个体化的鞋垫，最后制作出来。这样才能针对患者
自身特有的问题，进行个体化治疗。试想如果患者
使用的是最适合自己脚型的鞋具，那所达到的减压
矫形、防治结合的效果也是最好的。鞋垫矫形的原

理其实是用矫形器，调整足部重心线，使身体平衡，重新合理分布足底压力、吸收震动，最终达到矫正足部畸形导致的压力不均和缓解疼痛的目的。

定制的治疗鞋和鞋垫是否达标

很多患者在拿到定制的治疗鞋和鞋垫后，里里外外摸摸，但也不知道怎么判断就是"合格产品"了。这里就教你几招判定的标准。

治疗鞋一般要满足的要求

• 提供充足的空间，容纳潜在的足畸形和治疗鞋垫；

• 能够减轻足底压力来保护足底；

• 在生活中面临各种情况时，穿起来都实用便利，不会难穿或者有沉重感；

• 也要足够美观，这样患者才更愿意穿；

• 万一存在走路稳定性差的问题，鞋子也能起到一定程度的保护作用。

鞋垫一般需要满足的要求

鞋垫应当是匹配而不是好看，除了对鞋垫的厚度有一定要求外，定制鞋垫也可带有"减压模块"或支撑，来分散高压力至其他区域。足踝矫形师与矫形支具师都很擅长这些，其大致的原理就是尽可能按照降低高压区压力来做，患者在试穿时能够感觉出来足底压力被平均化。

同时，定制鞋垫时，要多定制几双，因为鞋垫要轮换使用，这样能减少鞋垫磨损。运动型薄鞋垫在减少压力方面同样有效，但是必须在鞋内有足够空间的情况下才能使用。

对于足底有极高受伤风险的患者，治疗鞋子应为"圆弧形"或"滚筒型"外底，并同时配上适形的鞋垫，因为这种外形的鞋子可减少高达50%的足底压力。穿着弧形鞋底的鞋子可能开始时患者会抱怨走路不稳，但要慢慢坚持和适应。

多学多益

足底压力测试正在悄悄改善糖友的生活

糖尿病患者可以到配有多功能足底压力矫正系统的医院进行检测，整个检测过程不会给患者带来任何损伤或痛苦。患者单足站立在压力传感器上，可以测得足底各部分的压力。经过电脑的计算并处理后，压力分布的情况将会以颜色区分的形式展现在电脑屏幕上，对接下来的治疗方向具有指导意义。

　　测量结束，医生会根据糖尿病患者左右脚足底压力分布的差异、站姿的不对称性、压力集中区域等相关信息，来判断足底溃疡的潜在发生区域，并指导患者合理选用治疗鞋或鞋垫，使足底压力负荷重新分配，调整患者足部至最佳状态，从而降低糖尿病患者足溃疡发生或再发的风险。

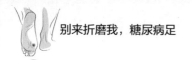

生活中要注意
缓解足底压力

当然，要缓解足底压力异常给患者带来的痛苦，不能仅仅依靠鞋或鞋垫来解决。如果糖尿病患者在生活中可以采取有效的方式缓解足底压力，则可以很大程度地降低足溃疡的发生概率。

缓解足底压力的方法：

• 足底按摩　每天早晨起床后和晚上睡觉前，用温水泡脚 10 分钟，再用双手搓脚 10 分钟左右。从脚趾头到足背、足心、足跟顺位揉搓，然后再逆方向揉搓，这样可以有效改善足部血液循环，调节运动神经，防止肌肉萎缩，减轻足底压力，从而防止足部溃疡的发生。

• 减少体重　肥胖的糖尿病患者应根据医生的建议合理减肥，尽量使自己的体重达标，这样可有效地减轻足底压力，从而防止糖尿病足溃疡的发生。

• 防止足底部角化症　多食用含维生素高的食品，补充维生素。鞋袜则一定要穿着舒适，不能穿过于窄的鞋子。若是在天气寒冷的地方，应防止冻伤、皲裂发生。

需要特别指出的是，对于已经进行过截趾手术的患者，鞋子内部进行填充也是必要的。因为截趾过后的足部与健康足部相比，形状改变明显，有一些原本不会接触到鞋子里面的部位开始与鞋子有接触，若不对鞋子内部加以填充，很容易将这些部位磨损，发生溃疡。

控制糖尿病的关键是要"管住嘴、迈开腿"，糖尿病患者都知道每天要适当活动，却往往忽略了缓解足底压力的重要性，所以从现在起不妨学点缓解足底压力的方法，降低糖尿病足的发生风险。